NATURALMENTE ATRACTIVOS

Cosmética casera, ecológica, *veggie* y sostenible

JOSEFINA LLARGUÉS

NATURALMENTE ATRACTIVOS

Cosmética casera, ecológica, *veggie* y sostenible

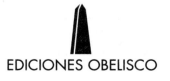

EDICIONES OBELISCO

Si este libro le ha interesado y desea que le mantengamos informado
de nuestras publicaciones, escríbanos indicándonos qué temas son de su interés
(Astrología, Autoayuda, Ciencias Ocultas, Artes Marciales, Naturismo,
Espiritualidad, Tradición...) y gustosamente le complaceremos.

Puede consultar nuestro catálogo en www.edicionesobelisco.com

*Los editores no han comprobado la eficacia ni el resultado de las recetas, productos, fórmulas
técnicas, ejercicios o similares contenidos en este libro. Instan a los lectores a consultar al
médico o especialista de la salud ante cualquier duda que surja. No asumen, por lo tanto,
responsabilidad alguna en cuanto a su utilización ni realizan asesoramiento al respecto.*

Colección Salud y Vida natural
NATURALMENTE ATRACTIVOS
Josefina Llargués

1.ª edición: mayo de 2017

Corrección: *M.ª Jesús Rodríguez*
Diseño de cubierta: *Isabel Estrada*
Ilustraciones: *Amadeo Casas*

© 2017, Josefina Llargués
Ilustraciones: Amadeu Casas
(Reservados todos los derechos)
© 2017, Ediciones Obelisco, S. L.
(Reservados los derechos para la presente edición)

Edita: Ediciones Obelisco, S. L.
Collita, 23-25 Pol. Ind. Molí de la Bastida
08191 Rubí - Barcelona
Tel. 93 309 85 25 - Fax 93 309 85 23
E-mail: info@edicionesobelisco.com

ISBN: 978-84-9111-221-1
Depósito Legal: B-11.243-2016

Printed in Spain

Impreso en España en los talleres gráficos de Romanyà/Valls S.A.
Verdaguer, 1 – 08786 Capellades (Barcelona)

PRÓLOGO

¿Quieren que les cuente un secreto? Con ello me estoy arriesgando a poner en mi contra a una parte de la profesión médica. ¿Me la juego? Venga, ¡un día es un día!

Muchos de los problemas dermatológicos que vemos en las consultas de atención primaria se resuelven con una crema de corticoides. Que la persona tiene prurito por urticaria, pues le damos antihistamínicos y crema de corticoides (en función de las lesiones cutáneas asociadas).

Si lo que presenta es un eccema, el mismo tratamiento. En las quemaduras solares, lociones con corticoides... ¿Y en las psoriasis? Pues más de lo mismo; corticoides en pomadas o en cremas.

¿Siempre corticoides? Es evidente que no. Ni ante lesiones producidas por cualquier virus de la familia de los herpes (el típico racimo vesicular en los labios, un herpes genital, el herpes zóster o la varicela) ni tampoco en aquéllas con un claro origen micótico (hongos). De hecho, en estos casos, lejos de mejorar con la crema de cortisona, la lesión empeoraría considerablemente.

Tampoco constituyen un tratamiento a considerar cuando la lesión supura o ante una sospecha, más o menos clara, de una sobreinfección por parte de las bacterias a nivel de dermis o tejido celular subcutáneo. Aquí tampoco nos atreveríamos a poner un corticoide; no constituiría una actitud responsable.

¡Pero en el resto de los casos...! Más de un compañero seguro que lo ha pensado en alguna ocasión (cuando no en muchas). ¡No sabemos qué haríamos los médicos sin los corticoides! Porque, en el ámbito de los problemas cutáneos, seamos sinceros, sirven prácticamente para todo; es una suerte poder contar con ellos.

Esto, como veremos a continuación, es un arma de doble filo. Y lo más sencillo, lo que marca la propia inercia terapéutica, es hacer siempre lo mismo, siempre que funcione. Es decir, que ante cualquier problema en la piel, si exceptuamos los casos reseñados anteriormente, lo más probable es que los médicos pautemos una crema de corticoides. Total, sirven para todo...

Pero ¿qué pasa con los efectos secundarios de estos preparados? Porque, pese a tratarse de pomadas o cremas, son productos con evidentes y muy estudiados efectos secundarios: desde sobreinfecciones en el lugar de aplicación, cuando lo hacemos de forma repetida, hasta la tan temida atrofia cutánea, con aparición, por ejemplo, de úlceras o erosiones, entre otras muchas posibles complicaciones.

Los médicos, aquí, deberíamos entonar un *mea culpa*, quizá compartida con las administraciones públicas, que no pensaron en su momento, durante nuestra formación académica, en prepararnos en aspectos tan relevantes para nuestra práctica diaria como son la nutrición o la fitoterapia (utilización bien con intención preventiva o curativa, de drogas de origen vegetal). Y esto acaba repercutiendo sobre la manera de curarse o de prevenir enfermedades que adopta nuestra población asignada (nuestros pacientes). Lo más cómodo (que no más inocuo) acaba siendo prescribir un medicamento.

También es verdad que es responsabilidad nuestra –y con nuestra me refiero tanto a los sanitarios como a la población en general– conocer aquel remedio más saludable, con menos efectos secundarios, más fisiológico y menos invasivo, de entre todos aquellos que son útiles para un problema de salud concreto.

Y es precisamente en ese momento, cuando uno busca y rebusca entre todos los libros que tratan el tema de la salud y la prevención con remedios naturales, cuando se da cuenta de que no es oro todo lo que reluce. Curaciones casi milagrosas, pociones mágicas dignas de cuentos de brujas... Preparaciones, en muchas ocasiones, inefectivas; cuando no perjudiciales para aquel que las consume.

La terapia natural, aquélla ancestral, utilizada por generaciones y generaciones, también puede (y debe) ser sometida a estudio. Es cierto que no resulta una actitud inteligente y abierta descartar un remedio, ya de entrada, por el simple hecho de proceder de una fuente natural, no sintética. Pero también lo es que se requiere una regulación, una normativa, que sirva de filtro.

Desconfiad cuando alguien os diga que «aquella planta cura el cáncer, el asma, los infartos y los pólipos de la matriz...». ¡Que os enseñen estudios! ¡Que os demuestren que alguien ha experimentado con esos remedios y ha encontrado, precisamente, la confirmación de esos efectos.

Josefina Llargués no decepciona. No engaña. No afirma sin confirmar (con estudios) todo aquello que dice y escribe en sus libros. Ya lo hizo en su libro Aceite de coco: Un regalo de la naturaleza. Y vuelve a hacerlo en el libro que tenéis en vuestras manos, estudios y más estudios. Una búsqueda bibliográfica digna de un texto académico. Bueno, y su experiencia, que no es poca.

Compañeros sanitarios, médicos interesados en la formación en terapias alternativas y todos aquellos que deseéis ayudar a vuestro cuerpo a autocurarse, a acompañarlo sin intoxicarlo químicamente... No os perdáis este libro.

Pacientes que no deseáis en vuestro organismo más química de la imprescindible (que no es poca). Aquellos que coleccionáis en casa envases de pomadas con corticoides. Personas, en definitiva, preocupadas por su salud y la de su piel (barrera cada vez menos inexpugnable para los gérmenes que nos rodean): hagamos prevención. Mejoremos nuestra nutrición y tratemos las dolencias leves con remedios naturales, sin excipientes, sin química añadida.

«Es que los productos naturales resultan más caros que los medicamentos...», dirán muchos compañeros sanitarios (médicos, enfermeros, psicólogos, fisioterapeutas...). Y resulta curioso, pues si le preguntamos a un paciente al respecto, en muchas ocasiones nos encontraremos con que no le importa pagar un poco más y ahorrarse tener que tomar o bien aplicar sobre su piel una sustancia medicamentosa.

Además, hemos de pensar que, en muchas ocasiones, no es necesario comprar nada; es suficiente un cambio nutricional concreto (introducir algún alimento determinado en nuestra dieta, por ejemplo; o entre aquellos que utilizamos para nuestra higiene diaria). Como el aceite de coco, las semillas de lino o el aguacate... Auténticos regalos de la naturaleza, si sabemos sacarles provecho.

No os asustéis... No es tan complicado. Josefina Llargués nos guía... ¿La acompañamos?

FRANCISCO MARÍN
Médico de Atención Primaria

INTRODUCCIÓN

*En el mundo actual, todas las ideas de felicidad
terminan en una tienda.*

(Zygmunt Bauman 1925-2017)

La belleza ha sido objeto de culto desde los albores de la humanidad. En la Prehistoria, las diferentes Venus representaban las divinidades de la fertilidad con formas redondeadas, sensuales, voluminosas y adiposas. La Venus de Willendorf (25000 a. C.), la Venus de Grimaldi (22000 a. C.) o la Venus de Dolni Vestonice (20000 a. C.) son claros ejemplos.

Los cosméticos y productos para el cuidado de la piel han tenido una notable trascendencia a lo largo de la historia de la humanidad en todos los ámbitos: antes de entrar en el campo de batalla, para mejorar el aspecto de los muertos, en festejos y celebraciones religiosas..., la preocupación por la propia imagen y el deseo de agradar o sentirse atractivo no es ninguna novedad. Todas las culturas han mostrado interés por la estética y el aspecto personal: la dermoabrasión para rejuvenecer la piel con piedra pómez, sal marina, granos molidos..., los peelings químicos con ácidos, metales, extractos botánicos o grasas animales; los tatuajes, piercings, masajes, maquillaje, tratamientos de todo tipo para la piel...

Una de las primeras referencias a la utilización de los cosméticos se sitúa en el antiguo Egipto con el uso de ungüentos, aceites vegetales, aceites esenciales, *kohl* para pintar los ojos dándoles una forma almendrada y protegerlos del sol o el óxido de hierro para dar color a los labios. Los primeros libros védicos describen ya la utilización en la India del *Mehndi* (técnica de coloración de la piel con *henna*). En la antigua China se pintaban las uñas con una mezcla elaborada a partir de huevos, goma arábiga o cera de abeja, entre otros. En Japón, las geishas utilizaban polvo de arroz para empolvarse el cutis y prensaban pétalos de cártamo para pintarse párpados, labios y cejas, haciendo del maquillaje una verdadera arma de seducción. En las antiguas Roma y Grecia, la depilación, los tintes para el pelo o los masajes y los baños eran muy populares. Desde tiempo inmemorial, la manteca de karité o el aceite de argán se han empleado en África para hidratar o tratar problemas dermatológicos. El aceite de coco en Asia es un todoterreno en gastronomía y belleza y el aceite de oliva, el «oro líquido», ha sido y sigue siendo hoy en día en todo el Mediterráneo una materia prima en el elaboración de ungüentos naturales para la piel y el pelo.

Platón (427-347 a. C.), filósofo griego seguidor de Sócrates y maestro de Aristóteles, hacía referencia a la belleza con relación a la armonía de proporciones. El máximo exponente de los cánones de belleza en la antigua Grecia fue Políceto de Argós, autor del *Canon*, un tratado sobre escultura en el que describía su teoría sobre el canon de las siete cabezas que, a su juicio, representaba la proporción perfecta del cuerpo humano, siendo la cabeza la séptima parte de la longitud del cuerpo. Políceto llevó su hipótesis en la práctica con el *Doríforo*, su obra escultórica más conocida.

En la Edad Media, se fundó en el siglo IX la Scuola Medica Salernitana, ubicada al sur de la ciudad italiana de Salerno.

Considerada la primera escuela médica medieval, fue la fuente más importante de conocimientos médicos en Europa durante ese período, alcanzando su máximo esplendor entre los siglos X y XIII. La escuela aceptaba a las mujeres como alumnas y profesoras, entre las que destacó muy especialmente Trótula de Ruggiero, autora, entre otros, de *Passionibus Mulierum curandorum*, un tratado sobre las enfermedades de la mujer, conocido también como *Trotula Major* o *De Ornatum Mulierum*. El libro estaba enfocado a la mujer y daba consejos para tratar problemas dermatológicos, mediante una serie de preceptos, sugerencias y remedios naturales, así como recomendaciones para preservar y aumentar la belleza: cómo maquillarse, prevenir las arrugas, eliminar la hinchazón de la cara y de los ojos o el pelo corporal; iluminar la piel, disimular manchas y pecas, lavarse los dientes, prevenir el mal aliento, curar las encías, teñirse el pelo, etc.

Durante los siglos XV y XVI con el Renacimiento, la industria del perfume experimentó una gran importancia y se publicó el primer tratado de perfumería, *Notandissimi secreti dell'arte profumatoria*, escrito por Rossetti en 1555. En aquel momento, el concepto de belleza reflejaba una concepción más naturalista y cercana al de la Grecia clásica, poniendo especial énfasis en las proporciones de un cuerpo humano perfecto, representadas a partir del número áureo del *Hombre de Vitrubio* de Leonardo da Vinci.

En el Barroco, siglos XVII-XVIII, los maquillajes eran muy densos y pesados, y tanto los hombres como las mujeres usaban polvo de plomo para cubrir las imperfecciones de la piel. Con la llegada del Romanticismo a finales del siglo XVIII, se impuso el modelo de mujer pálida y frágil y la higiene corporal y los cosméticos menos perjudiciales para la piel entraron en escena. A principios del siglo XIX, la reina Victoria de Inglaterra declaró el maquillaje como «descortés»; los hombres dejaron de maquillarse y las mujeres utilizaban sólo un toque de rubor en las mejillas. En el siglo XX, con el desarrollo de la industria química, se perdió el hábito de preparar los cosméticos en casa.

La historia evidencia que la belleza ha sido y sigue siendo una de las principales preocupaciones de la humanidad y que lo que es bello y estético varía de una cultura o de una época a otra o, incluso, dentro del mismo período, de una persona a otra; la exhuberancia de las curvas de *Las tres Gracias* de Rubens (XVII), el aspecto andrógino de Twiggy que causó furor en los años sesenta o el sello inconfundible de las mujeres con sobrepeso de Botero que, en pleno siglo XXI, conviven con un mundo de la moda que fomenta un prototipo de mujer que casi raya la anorexia, son prueba de ello. No hay, pues, un criterio universal y atemporal de belleza. Cada cultura, época, grupo social o raza tiene y ha tenido a lo largo de la historia unos cánones de belleza y una manera diferente y particular de percepción estética que, en ciertas ocasiones, conlleva también un grado de tortura: los pies atrofiados de las mujeres chinas, los platos de arcilla incrustados en los labios y en las orejas de las mujeres de la tribu mursi en Etiopía, la escarificación practicada por pueblos y grupos indígenas de África, América y Oceanía…

Si extrapolamos el concepto de modernidad líquida propuesto por Zygmunt Bauman, nos enfrentamos al carácter volátil e individualista de la sociedad actual —carente de valores suficientemente sólidos y víctima de cambios trepidantes que debilitan las relaciones humanas—, que nos convierte en ciudadanos excesivamente consumistas y hedonistas, a menudo aferrados al culto desmedido al cuerpo y a las efímeras tendencias del momento, ahora en manos de los intereses de los visionarios de la moda y del glamour.

En opinión de Yves Michaud, el siglo XXI ha llegado a una total estetización de la vida, y aunque quizá no sabríamos cómo definir exactamente qué es la belleza, somos conscientes de que es un valor superior que conlleva la belleza del cuerpo, de la vestimenta, de la apariencia, de los sentimientos, de las emociones... A diferencia de otros momentos de la historia, la estética del siglo XXI se basa, esencialmente, en la imagen exterior; en un arquetipo artificial de belleza que intenta esconder los efectos de la gravedad en el cuerpo o las arrugas propias de las experiencias vividas. Un modelo en el que no tienen cabida ni la singularidad ni la individualidad y que se olvida de abonar y regar la belleza interior que debería acompañarnos a lo largo de nuestro paso por esta vida.

Ante el crecimiento exponencial del mercado de la belleza, me pregunto si la desmesura cosmética que nos seduce nos hace sentir realmente más cómodos con nuestra apariencia o, en realidad, somos víctimas de las estrategias de una industria que se está enriqueciendo gracias a generar en el consumidor unos hábitos y una dependencia que lo convierten en esclavo de una hipotética belleza y de un modelo de sociedad que valora más el aspecto físico que las cualidades intelectuales o personales. Añadir que el mismo sector que, hasta hace pocos años, ejercía una presión claramente superior sobre la mujer, actualmente ha encontrado otro filón en los hombres que, como el sexo femenino, están también sometidos a una constante presión y, a menudo, a un sentimiento de frustración ante la imposibilidad de mantenerse eternamente jóvenes o presumir de un cuerpo helénico como el que lucen los modelos publicitarios.

Es importante que nos cuidemos para prevenir el envejecimiento prematuro y potenciar nuestro atractivo personal, pero es del todo vital tomar conciencia del peligro inherente a los tóxicos presentes en los cosméticos convencionales. Felizmente, en los últimos años se está instalando en la mente del consumidor un retorno progresivo a las fórmulas naturales, esenciales, frescas y ecológicas y a la elaboración casera de cosméticos inteligentes con ingredientes que no contaminen ni nuestra salud ni la del planeta.

El principal objetivo de Naturalmente atractivos es que la cosmética natural, junto con la alimentación saludable, forme parte de un estilo de vida más consciente, que te permita disfrutar de la belleza que te es propia y de una piel sana y libre de tóxicos. Con este propósito, el libro se divide en cuatro capítulos. El primero realiza un recorrido sobre los peligros de los cosméticos convencionales para nuestra salud y su impacto medioambiental, para pasar a un segundo capítulo en el que se describe la estructura de la piel y se aconsejan pautas genéricas para cuidarla a nivel diario, semanal y mensual y prevenir, así, su envejecimiento prematuro. En el tercer capítulo encontrarás una explicación detallada de las principales propiedades de los ingredientes empleados en la elaboración de las fórmulas cosméticas y de higiene personal, ecológicas, *veggies* y sostenibles, que te propongo en la última sección, exentas de sofisticación y de sencilla elaboración, que podrás preparar en tan sólo unos minutos, sin necesidad de ningún material específico o ingredientes difíciles de encontrar.

Espero y deseo que disfrutes de la agradable experiencia de alimentar tu piel con el maravilloso abanico de ingredientes naturales que nos ofrece el reino vegetal.

Josefina Llargués

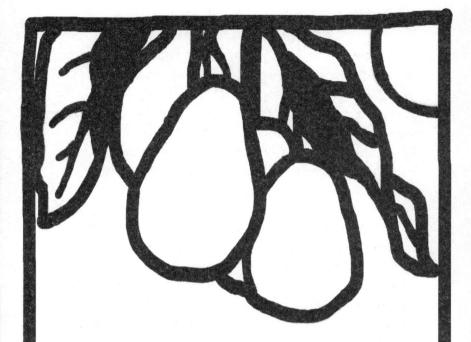

I
COSMÉTICOS
CONVENCIONALES

COSMÉTICOS CONVENCIONALES

La edad no es un tema particularmente interesante.
Cualquiera puede envejecer.
Sólo hay que vivir el tiempo suficiente.

(Groucho Marx 1890-1977)

El poder de la industria cosmética es inmenso. En las sociedades modernas, todos, sin excepción, consumimos algún tipo de cosmético a lo largo de la vida. Las falsas promesas de juventud eterna, maquilladas de innovación y pseudociencia, nos hacen creer a ojos cerrados en sus beneficios. Sin embargo, ningún fabricante de cosméticos convencionales habla de los efectos nocivos para nuestra salud y la del medio ambiente de los tóxicos presentes en sus formulaciones, repletas de sustancias que la evidencia científica señala como susceptibles de provocar irritaciones, alergias, actuar como disruptores endocrinos o ser potencialmente cancerígenas, especialmente cuando forman parte de un cóctel de ingredientes utilizado de forma habitual durante largos períodos.

Definiciones

Según el Reglamento (CE) 1223 / 2009 del Parlamento Europeo y del Consejo del 30 de noviembre 2009, sobre productos cosméticos, (en el anexo II de dicho reglamento puedes consultar la lista de sustancias prohibidas):

Producto cosmético. «Toda sustancia o mezcla destinada a entrar en contacto con las partes superficiales del cuerpo humano (epidermis, sistema piloso y capilar, uñas, labios y órganos genitales externos) o con los dientes y la mucosa bucal, con la única o principal finalidad de limpiar, perfumar, modificar su aspecto, protegerlos, mantenerlos en buen estado o corregir los olores corporales».

Sustancia. «Elemento químico y sus componentes naturales o los obtenidos mediante algún proceso industrial, incluidos los aditivos necesarios para conservar su estabilidad y eliminar las impurezas que inevitablemente se produzcan durante el proceso, con exclusión de todos los disolventes que puedan separarse sin afectar la estabilidad de la sustancia ni modificar su composición».

Mezcla. «Solución o mezcla compuesta por dos o más sustancias».

Etiquetado

La reglamentación en cosmética y en los ingredientes permitidos está regulada de manera diferente según el país; así, lo que está permitido en un país no lo está en otro. Sin embargo, con independencia del país donde haya sido fabricado el producto, para evitar errores e informar adecuadamente al consumidor, todos tienen en común la nomenclatura INCI que corresponde a las siglas de *International Nomenclature Cosme-*

tic Ingredient, utilizada a nivel internacional para enumerar todas las sustancias que han intervenido en la formulación de un determinado cosmético. En este listado obligatorio de nomenclatura internacional, encontrarás el nombre de los ingredientes en latín. Caso de emplearse el nombre común, suele mencionarse entre paréntesis.

Hay que tener en cuenta, sin embargo, que los ingredientes que forman parte de cualquier cosmético se ordenan en la etiqueta en función de su mayor o menor presencia en la fórmula. Por tanto, los primeros de la lista serán los que el producto contiene en mayor cantidad, y los últimos, los que están presentes en proporciones más pequeñas. Esto significa que si, por ejemplo, un fabricante utiliza como sinónimo de calidad de un producto que comercializa la presencia de rosa mosqueta y este aceite vegetal ocupa las últimas posiciones de la lista, su presencia será mínima con relación al resto de los ingredientes y, en consecuencia, los pretendidos efectos beneficiosos para piel, muy poco significativos.

Experimentación con animales

La grandeza de una nación y su progreso moral pueden ser juzgados por la forma en que trata a sus animales.

(Mahatma Gandhi, 1869-1948)

Según el *Informe de la Comisión al Consejo y al Parlamento Europeo* (Bruselas, 2007), en 2002 se utilizaron en los quince antiguos Estados miembros de la Unión Europea (UE) casi 11 millones de animales con fines cosméticos, experimentales y científicos.

En cuanto al marco legal de experimentación animal con fines cosméticos en la UE, la Directiva 2003/15/CE del Parlamento Europeo y del Consejo del 27 de febrero de 2003, que modificaba la Directiva 76/768/CEE del Consejo, relativa a la aproximación de las legislaciones de los Estados miembros en materia de productos cosméticos, marcó las siguientes prohibiciones con el objetivo de establecer las oportunas regulaciones para la eliminación gradual de este tipo de experimentación:

- ✔ Desde septiembre de 2004, prohibición de testar productos cosméticos acabados e ingredientes cosméticos en animales («prohibición de experimentación»).

- ✔ Desde marzo de 2009, prohibición de comercialización de productos cosméticos que contengan ingredientes experimentados en animales («prohibición de comercialización»). En cuanto a las consecuencias para la salud humana (toxicidad por administración repetida, incluidas la sensibilización cutánea y la carcinogenicidad, así como la toxicidad en la función reproductora y toxicocinética), la fecha de la prohibición de comercialización se amplió al 11 de marzo de 2013, momento en que se aplicó, con independencia de la disponibilidad o no de métodos de experimentación alternativos sin animales.

- ✔ En la Comunicación adoptada por la Comisión Europea el 11 de marzo de 2013, (COM/2013/0135 final*/), la Comunidad Europea se comprometió a continuar apoyando el desarrollo de métodos de ensayo alternativos y a trabajar con otros países que se sumaran al enfoque europeo. Entró en vigor la prohibición total de experimentación de productos cosméticos en animales y, consecuentemente, la de comercializar en la UE cualquier cosmético testado en animales; normativa aplicable tanto a los cosméticos fabricados en la UE como a los importados de otros países.

La prohibición del 2013 es, sin duda, indicativo de un mayor respeto y concienciación hacia el bienestar de los animales, pero hay que tener presente que los ingredientes utilizados en los cosméticos también están generalmente sometidos a los requisitos de la legislación REACH (registro, evaluación, autorización y restricción de químicos) y que la experimentación con animales está actualmente permitida en determinadas circunstancias como, por ejemplo, evaluar el riesgo derivado de la exposición de los trabajadores a ciertos ingredientes. Añadir que la mayoría de las sustancias empleadas en la fabricación de cosméticos se utilizan también en gran variedad de artículos industriales y de consumo; situaciones en las que aún se autorizan los ensayos con seres vivos, para garantizar el cumplimiento de los marcos jurídicos aplicables a estos productos.

Aunque en la UE la legislación con relación a la experimentación animal en cosmética ha mejorado de forma sustancial, desgraciadamente, el panorama sigue siendo muy diferente en la mayoría de los países del resto del mundo donde, en pleno siglo XXI, a pesar de disponer de alternativas, grandes corporaciones ancladas en la inercia continúan envenenando, quemando o dejando ciegos a animales de laboratorio, para medir, por ejemplo, cuánto tiempo tarda un producto químico en quemar la córnea del ojo de un conejo.

¿A alguien se le ocurriría testar los efectos negativos para la piel del aceite de oliva virgen; el cosmético natural por excelencia de nuestras madres, abuelas o bisabuelas? Así pues, la necesidad y exigencia de fabricantes y gobiernos de experimentar con seres vivos las posibles repercusiones en la salud de la población y del medio ambiente de los químicos utilizados en cosmética y productos de higiene diaria convencionales, ¿no debería hacernos reflexionar seriamente sobre el elevado grado de toxicidad y los riesgos inherentes a su utilización?

Personalmente, no tengo ninguna duda de que la mejor elección son los cosméticos caseros ecológicos, *veggies* y sostenibles como los que encontrarás en la última parte del libro o los comerciales fabricados según la normativa de cosmética ecológica.

Sin embargo, si optas por un cosmético convencional:

✔ Consulta siempre el apartado de la etiqueta donde figura el INCI, para saber exactamente qué pondrás en tu piel y en qué proporción.

✔ A pesar de que en la UE existe la normativa sobre experimentación con animales en cosmética, en un 80 por 100 de los países fuera de la UE, según la organización *People for the Ethical Treatment of Animals* (PETA), no existe, en este momento, ningún tipo de legislación. Si viajas o vives fuera de la UE y eres vegetariano, vegano o una persona concienciada por el bienestar de los animales, elige las marcas comerciales que lleven el logotipo PETA o el conejito, para garantizar que no se han utilizado ingredientes de origen animal en su elaboración y que el producto no ha sido testado en ningún ser vivo.

Productos de uso diario o frecuente incluidos en la definición de cosmético

Cada vez son más los productos cosméticos y de higiene personal que llenan las estanterías de perfumerías y supermercados y nos intoxican de pies a cabeza, tanto de día como de noche:

- ✔ Cremas, emulsiones, lociones, geles, sueros y aceites para la piel; mascarillas de belleza para la cara y el cuerpo; maquillajes (líquidos, polvos...); pintalabios, lacas para uñas, sombras de ojos, máscaras para pestañas, polvos para aplicar después del baño o para la higiene corporal, jabones de tocador, perfumes, aguas de tocador y colonias, preparados para el baño o la ducha (sales, espumas, aceites, geles...), exfoliantes de cara y cuerpo, depilatorios, desodorantes y antitranspirantes; productos para teñir, ondular, alisar, fijar o marcar el cabello; champús, suavizantes, mascarillas o lociones para el pelo, productos para mantener el peinado (lociones, lacas, brillantinas), productos para el afeitado (jabones, espumas, lociones), para el cuidado bucodental o la higiene íntima, para blanquear o aclarar la piel, para las arrugas, la celulitis o la flacidez; protectores solares, bronceadores con sol o sin él...

Según datos del informe de *Allied Market Research* (2016), el mercado global de cosméticos llegará a los 429,8 billones de dólares en 2022, registrando una tasa de crecimiento anual compuesto (TCAC) del 4,3 por 100 hasta el 2022. Las cifras hablan por sí mismas, ¡el sector cosmético no está en crisis!

La innovación de la industria del glamour, basada en una corriente constante de lanzamientos de nuevos productos mediante una potente inversión en publicidad y marketing, que incluye cosméticos de todo precio, tiene como principal objetivo llegar a todos los segmentos de la población y clases sociales. Muchos de estos cosméticos y productos de higiene diaria, sin embargo, no han superado pruebas exhaustivas sobre el impacto de sus ingredientes a largo plazo, ni en nuestra salud ni en la del medioambiente. La mayoría son simplemente variaciones de los ya existentes, camuflados bajo un nuevo léxico que renueva la ilusión de sentirnos más cómodos con nuestra imagen o de detener a Chronos, el dios del tiempo en la mitología griega, pero que no pueden luchar contra las leyes fundamentales de la vida ni convertirnos en quienes no somos.

¿Te has detenido a pensar cuántos químicos te pones diariamente en la piel o el impacto ecológico que conllevan los productos de higiene diaria convencionales que se derraman día tras día por el desagüe? ¿Necesitamos realmente un abanico tan amplio de cosméticos para cuidarnos, sean o no ecológicos?

Si adoptas la cosmética natural, comprobarás que toda la retahíla de productos comerciales que probablemente llenan tu cuarto de baño se reducirá notablemente y que con tan sólo algunos todoterreno, muchos de los cuales podrás utilizar también en la cocina, podrás elaborar tus propias fórmulas 100 por 100 naturales.

¡No alimentes tu piel, el órgano más extenso y uno de los más importantes del organismo, con ningún ingrediente que no osarías poner en tu plato!

Principales químicos a evitar

No hay estética sin ética

(José M.ª Valverde Pacheco, 1926-1996)

Como promedio, la mujer utiliza diariamente doce productos de cosmética e higiene diaria que pueden contener más de ciento setenta ingredientes diferentes. En el caso de los hombres, la media se sitúa alrededor de seis productos diarios, que contienen unos ochenta y cinco ingredientes, algunos de los cuales son activos a nivel hormonal y se relacionan con trastornos del sistema reproductor, como es el caso de los ftalatos, que pueden alterar los niveles hormonales en hombres y niños y dañar la calidad de los espermatozoides.

Los niños y niñas muestran una mayor sensibilidad a los contaminantes del aire, el agua, la comida y los productos de higiene diaria que los adultos. Una elevada exposición a ciertos contaminantes durante la infancia puede derivar en futuros trastornos de salud, puesto que en esta etapa los órganos son todavía inmaduros y con menos capacidad para defenderse de las agresiones químicas. Los que somos padres y madres, tenemos la responsabilidad de elegir los productos lo más naturales posible para la piel de nuestros hijos y ayudarles a crecer ofreciéndoles una alimentación sana, equilibrada y ecológica. Es importante, por tanto, informarnos e ignorar las campañas publicitarias que tienen como objetivo final incrementar ventas y ganar mercado.

Aunque existen leyes que regulan la utilización de sustancias tóxicas, mutagénicas o carcinógenas, las podemos encontrar en prácticamente todas las marcas de cosmética convencionales, tanto de gama alta como baja. En un solo producto, la presencia de este tipo de químicos puede ser relativamente baja, pero tanto la utilización diaria como el cóctel de tóxicos derivado de emplear diferentes cosméticos cotidianamente, incrementan la entrada al organismo, a través de la piel o la boca, en el caso de los productos de higiene bucodental, de sustancias perjudiciales para nuestra salud que, además, provocan un grave impacto ecológico.

No perdamos de vista que muchas empresas utilizan el *greenwashing*, mediante campañas de *marketing* y publicidad engañosas, que bajo el paraguas de natural y sostenible hacen creer al consumidor que adoptan prácticas beneficiosas para el medio ambiente o que los productos que comercializan son ecológicos. Sin embargo, que en la etiqueta figure el nombre de un componente natural, en función de la tendencia del momento, no implica necesariamente que el producto final esté libre de químicos y que en el proceso de fabricación no se hayan utilizado parabenos, ftalatos, fragancias sintéticas... Con demasiada frecuencia, como se ha comentado, el ingrediente del que presume el fabricante está presente en una cantidad ínfima y el grueso de la formulación contiene muchas de las sustancias tóxicas que encontrarás listadas más adelante.

Los cosméticos y productos de higiene diaria convencionales e incluso gran parte de los que se venden como naturales o ecológicos sin el aval correspondiente, constituyen una vía directa y cotidiana de exposición a un auténtico cóctel químico, compuesto por un gran número de ingredientes que se usan también para limpiar equipos industriales, estabilizar pesticidas o engrasar motores. En su composición pueden figurar sustancias con demostrado potencial cancerígeno, irritante, alergénico, disruptor hormonal, etc., que deberíamos evitar. No olvidemos que nuestra piel es un órgano vivo y permeable y que cualquier sustancia destinada a su tratamiento o hidratación entrará en la circulación sanguínea y linfática y llegará a todas nuestras células, tejidos, órganos, sistemas y aparatos.

Si optas por alimentar tu cuerpo y tus emociones con una dieta limpia y saludable, tal y como recomiendo fervientemente en todos mis libros para pequeños y mayores, el siguiente e ineludible paso debería ser eliminar de tu día a día, todos los cosméticos y productos de higiene diaria que contengan sustancias tóxicas.

Sin ánimo de repetirme, lo más recomendable es que elabores tus propios cosméticos a partir de ingredientes 100 por 100 naturales y ecológicos o bien que adquieras únicamente aquellos que dispongan de un aval ecológico que certifique su composición. No obstante, si en alguna ocasión utilizas cosméticos convencionales, procura evitar aquéllos en cuya etiqueta figure una larga lista de ingredientes y, muy especialmente, los que incluyan las sustancias listadas a continuación, que no son todas las que puedes encontrar dentro de una formulación cosmética o producto de higiene diaria convencional, pero sí aquéllas sobre las que existe consenso dado su peligro potencial o real para la salud.

2-Bromo-2-Nitropropane-2,3-Diol	Aluminum Chlorohydrex PG
Alcloxa	Aluminum Fluoride
Acrylamide	Aluminum Sesquichlorohydrate
Acrylate	
Aldioxa	Aluminum Zirconium Trichlorohydrex GLY
Aluminium Chlorhydrate	Ammonium Lauryl Sulfate
Aluminium Chloride	Benzalkonium
Aluminum Chlorohydrex	Benzophenone

BHA	CI 16255
BHT	CI 17200
Boric acid	CI 18050
Bromo	CI 18690
Butyl Methoxydibenzoylme-	CI 18820
thane	CI 19140
Butylparaben	CI 20040
Carbomer	CI 20470
Camphor Benzalkonium	CI 26100
Methosulfate	CI 27290
Cera Microcristallina	CI 40215
Ceresin	CI 45220
Ceteareth	CI 50325
Ceteth	CI 60724
Cetrimonium	CI 60725
Chloro	CI 61565
Chlorphenesin	CI 61570
CI 10006	CI 61585
CI 10316	CI 74260
CI 11680	CI 77163
CI 11725	CI 77285
CI 11920	CI 77288
CI 12085	Cyclomethicone
CI 12150	DEA
CI 12370	Diazolidinyl Urea
CI 12700	Diethanolamine
CI 15800	Dimethicone
CI 15850	Disodium Laureth Sulfosuc
CI 15985	cinate
CI 16035	DMDM Hydantoin
CI 16230	Drometrizole Trisiloxane

EDTA
Ethoxydiglycol
Ethyhexyl Triazone
Ethylhexyl Methoxycinna
mate
Ethylparaben
Formaldehide
Homosalate
Hydroquinone
Hydroxybutylanisol
Hydroxybutyltolueno
Hydroxypropyl
Imidazolidinyl Urea
Iodo
MDM Hydantoin
MEA
Methyl Gluceth
Methylparaben
Monoethanolamine
Musk ketone
Octocrylene
Oleth
Oxybenzone
Ozokerite
Paraffin
Paraffinum Liquidum
Parfum* (Fragancia)
PEG
Pentaeriythrityl Tetra-DI-T-

Butyl Hydroxyhydrocin
namate
Petrolatum
Phenoxyethanol
Phthalate
Polyehtylene glicol
Polyquaternium
Polysilicone
P-Phenylenediamine sulfate
Propylparaben
Quaternium
Resorcinol
Selenium sulfide
Sodium Borate
Sodium iodate
Sodium Laureth Sulfate
Sodium Lauryl Sulfate
Sodium Myreth Sulfate
Sodium Oleth Sulfate
Sodium Polynaphthalenesul
fonate
Sodium Trideceth Sulfate
TEA
Thimerosal
Toluene
Triclocarban
Triclosan
Triethanolamine

Fuente: «Proyecto Ecoestética». Asociación Vida Sana

- **Parfum (fragancia).** El nombre genérico de *fragance*, *parfum* o *aroma* puede ocultar más de 3000 ingredientes, empleados como aromatizantes del producto. Bajo la misma denominación, podemos encontrar desde los aceites esenciales utilizados en cosmética econatural, hasta ingredientes potencialmente cancerígenos como los ftalatos o el tolueno, que se utilizan como disolventes. **INCI:** Fragance o Parfum.
- **Disruptores endocrinos,** Endocrine Disrupting Chemicals (EDC's). Han sido objeto de discusión e investigación científica intensiva desde la década de los noventa. Destacar que muchas de las sustancias empleadas en cosmética convencional se consideran EDC's. Según definición del Comité Científico de Seguridad de los Consumidores (CCSC), que es el comité competente de la Comisión Europea: «Un disruptor endocrino es una sustancia o una mezcla de sustancias exógenas, que alteran las funciones del sistema endocrino y, en consecuencia, tienen efectos adversos sobre la salud de organismos, de la población o de su descendencia».
- **Microesferas.** Son partículas minúsculas (entre 130.000 y 2,8 millones en un solo frasco), fabricadas con diferentes tipos de plástico como polietileno (PE), polipropileno (PP) o poliestireno (PET). Se utilizan en la elaboración de exfoliantes faciales y corporales, dentífricos, detergentes…, y se les presupone la capacidad de potenciar la eficacia del producto o mejorar la textura o el color. Las microesferas tienen un impacto medioambiental que es devastador; los filtros de las depuradoras no pueden filtrar estas micropartículas que pasan directamente al mar, contaminando los océanos.

Los animales marinos a menudo las confunden con alimento y las ingieren, como lo evidencia el informe de Greenpeace *Plásticos en el pescado y el marisco* (2016), en el que la organización recopila y analiza la literatura científica que constata cómo se están incorporando a la cadena alimentaria los microplásticos y microesferas; verdaderas bombas de relojería tóxica con capacidad para absorber y liberar productos químicos al agua que los rodea.

Según datos del mismo organismo, sólo en Europa, llegan cada año al mar 8627 toneladas de plástico (equivalente al peso de la Torre Eiffel), procedentes de las microesferas de los cosméticos. Ante la pasividad a nivel mundial de grandes corporaciones cosméticas y gobiernos que, en la mayoría de casos, no han diseñado ni legislado todavía ningún plan contundente para acabar con la utilización de las microesferas, los consumidores tenemos en nuestras manos el poder y la responsabilidad de continuar alimentando o no el *Monstruo del Plástico,* mediante nuestra decisión de compra y nuestros actos cotidianos. ¡No olvidemos que nuestra salud y la del planeta nos incumbe a todos!

✔ **Nanomateriales.** Con relación a los nanomateriales presentes en los cosméticos convencionales, el CCSC actualizó en 2012 la normativa que describe la utilización de métodos alternativos para evaluar la seguridad de los cosméticos y el uso de los nanomateriales (por ejemplo, metales, óxidos metálicos, materiales de carbono, etc.), que la Regulación (EC) n.º 1223/2009, artículo 2 (1) (k), define como: «Nanomaterial es un material insoluble o biopersistente fabricado intencionadamente, con una o más dimensiones externas o una estructura interna, a una escala de 1 a 100 nm». La notificación de los productos cosméticos que contengan nanomateriales se convirtió en obligatoria desde el 11 de enero 2013.

Ante este panorama, en el supuesto de que inviertas una media de 50 € en un pequeño frasco de loción o crema antiarrugas de una marca comercial prestigiosa que, por ejemplo, incluya en la formulación del producto tan sólo un 1 por 100 de aceite vegetal de argán o de rosa mosqueta y el 99 por 100 restante de sustancias químicas, ¿no crees que resultaría más económico, saludable y sostenible gastar entre 10-12 € en un frasco de 50 ml de estos pequeños tesoros vegetales en estado puro y con aval BIO; ricos en vitaminas y ácidos grasos esenciales, que hidratan profundamente tu piel y que también podrás utilizar para aliñar en crudo cualquier plato?

Te invito a realizar una sencilla prueba. Durante treinta días, deja de lado los cosméticos convencionales y nutre tu piel mañana y noche o cuando lo necesites, sólo con un aceite vegetal virgen ecológico adaptado a tu edad o necesidades específicas (aguacate, rosa mosqueta, argán…). Si lo deseas, puedes tomar también una cucharadita de postre cada día vía oral en una de las comidas. Pasado el período, reserva el aceite vegetal y aplícate durante las cuatro semanas siguientes una crema hidratante de alta gama. Al finalizar, observa si, después de utilizar el cosmético convencional, tu piel ha experimentado algún tipo de cambio en comparación con el mes de aplicación del aceite vegetal (más satinada e hidratada, menos arrugas o flacidez…). Evalúa los resultados obtenidos y determina si en el futuro eliges economía, salud y sostenibilidad o si los efectos del cosmético convencional han sido tan espectaculares que la inversión continúa mereciendo la pena.

Contaminantes ambientales

El efecto de las sustancias tóxicas presentes en los productos de belleza e higiene diaria va mucho más allá de nuestra piel. Cuando nos teñimos, duchamos, desmaquillamos, exfoliamos..., a menudo no nos detenemos a pensar que los restos de los cosméticos van a parar a ríos y arroyos o al mar, perjudicando el planeta y repercutiendo en toda la cadena trófica. Los residuos de una sola persona no tendrían un impacto medioambiental significativo, pero si tenemos en cuenta que el uso de cosméticos convencionales forma parte de la rutina diaria de millones de personas en todo el mundo, es cuando deberíamos tomar conciencia de la verdadera magnitud del problema.

Los cosméticos, productos de higiene personal y de limpieza del hogar y los medicamentos son unos de los mayores contaminantes ambientales. Cuando los vertemos por el desagüe, normalmente pasan a una planta depuradora donde se filtra y potabiliza el agua. Sin embargo, como se ha comentado, muchos de los compuestos químicos persisten después del tratamiento del agua y tienen un efecto bioacumulativo que, a elevados niveles de concentración, pueden actuar como disruptores endocrinos y derivar en problemas reproductivos y de comportamiento, depresión del sistema inmunológico o trastornos neurológicos.

Cuando entran a escena los actores secundarios (embalajes innecesarios y frascos que, una vez terminado el producto, tiramos a la basura), la cuestión se agrava todavía más. Sin duda, elegir un estilo de vida saludable y sostenible en su acepción más amplia, lejos de ser una moda pasajera es ahora, más que nunca, una auténtica necesidad.

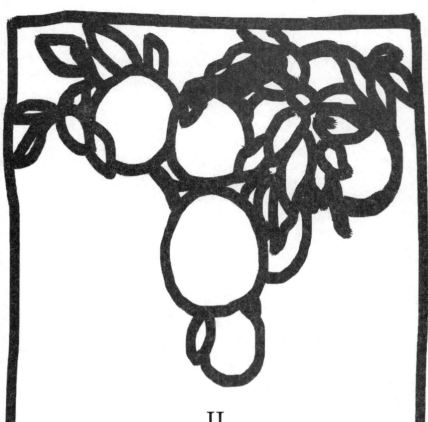

II
LA PIEL

LA PIEL

La piel, delicado manto que nos viste; hermética pero permeable, frágil y resistente a la vez, forma un envoltorio completo que se transforma en mucosa en aquellas zonas donde se encuentran los orificios naturales del cuerpo. Pesa una media de 4,5 a 5 kg, distribuidos en una superficie de entre 1,5-2 m², en función del peso y la altura de la persona. Es un órgano visible y sensorial; el más grande, pesado y, sin duda, uno de los más importantes, tanto por sus funciones como por su extensión, que separa el organismo del medio externo, protege sus estructuras y permite la comunicación, mediante los millones de terminaciones nerviosas que envían el mensaje al cerebro.

Compleja, dinámica y componente integral del sistema inmunitario, la piel sustenta el equilibrio de los fluidos corporales y se encarga de la evaporación, la termorregulación, la biosíntesis de vitamina D, la absorción de sustancias, la secreción de sebo y la excreción de toxinas a través de las glándulas sudoríparas. Actúa, asimismo, como barrera biológica, metabólicamente activa, que mantiene la homeostasis interna del organismo y nos protege de la radiación ultravioleta, los tóxicos y las agresiones físicas, químicas, microbiológicas o mecánicas.

La piel alberga uno de los sentidos más desarrollados; el tacto, que nos permite disfrutar de las caricias, notar el calor del agua caliente, el frío de la nieve, la espina de una rosa... y aflora nuestras emociones sin articular palabras: nos sonrojamos en situaciones incómodas, se nos pone la piel de gallina ante determinados estímulos, palidece cuando sufrimos un disgusto o somos víctimas de un susto, sudamos si estamos nerviosos, el cutis pierde luminosidad cuando nos sentimos tristes, estresados, deprimidos...

Nuestro traje de gala está lleno de vida; segrega enzimas, agentes antibacterianos, hormonas, sustancias inmunitarias y también neurotransmisores, que posibilitan la comunicación entre fibras nerviosas y células cutáneas. Está conectado con los sistemas nervioso e inmunológico, comprometidos en el mantenimiento de la homeostasis cutánea, formando un sistema único que la medicina ha denominado sistema neuro-inmuno-cutáneo (SNIC).

Aunque la relación entre la piel y el sistema nervioso no se tomó en consideración durante mucho tiempo, ahora sabemos que un elevado porcentaje de trastornos dermatológicos tienen un origen psicosomático y tanto la neurodermatología, la neurobiología como la neurocosmética reconocen la conexión entre la piel y el cerebro (ambos se originan en el mismo tejido embrionario, el ectodermo, una de las tres capas germinales que se forman a partir de la tercera semana del desarrollo embrionario) y concluyen que la piel, como el cerebro, tiene la capacidad de generar endorfinas que estimulan la actividad de los queratinocitos (células de la epidermis responsables del aspecto superficial de la piel) y reactivan la producción de fibroblastos (células de la dermis que segregan fibras de elastina y colágeno y forman la matriz de soporte de la dermis).

Según la ciencia, las endorfinas, neuropéptidos opioides que, entre otras funciones, promueven el bienestar y la calma, influyen también en la salud y el aspecto de la piel. Así pues, agentes naturales como los aceites esenciales utilizados en muchas de las fórmulas que encontrarás en el último capítulo, que actúan tanto a nivel físico como emocional y tonifican el sistema inmunológico, resultan un aliado perfecto y 100 por 100 natural para prevenir el envejecimiento prematuro y preservar el equilibrio del SNIC.

Estructura

A grandes rasgos, la piel está formada por tres capas de tejido, cada una de las cuales pertenece a una capa embriológica diferente: la epidermis, la dermis o corion y la hipodermis o tejido subcutáneo.

Epidermis

Es la más externa, que vemos y podemos tocar; un epitelio plano, poliestratificado y queratinizado, que recubre la totalidad de la superficie corporal, con un espesor que varía dependiendo de la zona (0,1 mm hasta 1-2 mm). Es la capa con mayor número de células, que se renuevan de forma extraordinaria, aproximadamente cada 30 días. Del exterior al interior está formada por cuatro capas: córnea, granular, de células espinosas y basal (la más interna, en la que se producen los queratinocitos). En las áreas más gruesas, como la planta de los pies o las palmas de las manos, encontramos una quinta capa; la lúcida, que se encuentra entre la capa córnea y la granular. Las dos capas más internas (de células espinosas y basal), reciben el nombre conjunto de capa germinal. Están formadas por células vivas que constantemente se reproducen y sustituyen a las células erosionadas de la capa córnea. La epidermis tiene un elevado consumo de oxígeno. Un 80 por 100 de las células epidérmicas son queratinocitos (sintetizan queratina, un tipo de proteína), pero también encontramos melanocitos (sintetizan melanina; pigmento que da color a la piel y la protege de los rayos ultravioletas), células de Langerhans (provenientes de la médula ósea, que forman parte del sistema inmunitario) y células de Merkel (células sensoriales localizadas en la capa basal, que contactan con terminaciones de neuronas sensoriales para transmitir información del tacto).

Dermis o corion

Es la estructura que aporta elasticidad y resistencia a la piel. Está cubierta por la epidermis y formada principalmente por tejido conectivo fibroelástico. La matriz extracelular contiene más del 75 por 100 de fibras de colágeno, así como elastina y reticulina y sirve como tejido de soporte y alimento de la epidermis. Tiene un espesor máximo de 5 mm y está formada por dos capas: la papilar (la más externa y con terminaciones nerviosas, receptores sensoriales, vasos linfáticos…) y la reticular, más gruesa que la papilar, con una estructura que aporta elasticidad y capacidad de adaptación a movimientos y cambios de volumen.

Las células del tejido conectivo de la dermis comprenden los macrófagos, mastocitos, linfocitos, células plasmáticas, eosinófilos, monocitos y fibroblastos que sintetizan y liberan sustancias que sirven para construir la matriz extracelular; rellena de un fluido gelatinoso que sirve de unión a los diferentes elementos e influencia la migración, cimentación y diferenciación celular.

Hipodermis o tejido subcutáneo

Es la capa más profunda de la piel. Se encuentra justo debajo de la dermis y está formada principalmente por tejido adiposo y conjuntivo. Representa entre un 15 y un 30 por 100 del peso corporal y tiene un espesor variable en función de la localización, sexo, edad o peso corporal. Sirve como almacén de energía y actúa como aislante térmico y protector mecánico en caso de golpes.

Anejos cutáneos

- **Pelo**. Estructuras queratinizadas situadas en casi toda la superficie corporal.
- **Glándulas sebáceas**. Producen lípidos que ayudan a mantener el manto hidrolipídico. Se encuentran en toda la piel, a excepción de las palmas de las manos y las plantas de los pies.
- **Glándulas sudoríparas**. Controlan la temperatura y tienen funciones odoríferas.
- **Uñas**. Protegen la región distal de los dedos, sirven como defensa y para coger objetos pequeños.

Prevenir el envejecimiento prematuro

*La belleza exterior no es más que el encanto de un
instante. La apariencia del cuerpo no siempre
es el reflejo del alma.*

(George Sand, 1804-1876)

Vivimos en una época en la que priva la superficialidad y la imposición de mantenernos eternamente jóvenes, como el protagonista de *El retrato de Dorian Gray* de Oscar Wilde, con independencia de nuestra edad cronológica (la que figura en el carné de identidad). Pero a pesar del esfuerzo de la industria cosmética, alimentaria y farmacéutica para vendernos el envejecimiento como una enfermedad, envejecer es un proceso universal, inevitable, natural e irreversible que forma parte del ciclo vital de cualquier ser vivo. Esto no significa, sin embargo, que nos dejemos arrastrar por el inexorable paso del tiempo. Si nos nutrimos adecuadamente por dentro y por fuera y apostamos por un estilo de vida saludable que alargue nuestra edad biológica (la que aparentamos tener), que propicie el envejecimiento óptimo y natural del transcurrir de los años y que prevenga el envejecimiento patológico (fruto de malos hábitos, enfermedades, exceso de medicamentos...), disfrutaremos de un mejor aspecto, salud y energía a cualquier edad.

La piel es el único órgano que muestra, sin recato alguno, su envejecimiento a ojos de todos y refleja las alteraciones del organismo a medida que cumplimos años. En consecuencia, es también el indicativo más visible de la edad biológica de una persona. Cuando me consultan por temas de salud o emocionales, por cambio de dieta o para prevenir el envejecimiento prematuro, a menudo me encuentro con personas jóvenes que parecen mucho más mayores y viceversa. La intensidad y el tiempo necesario para desarrollar los procesos de envejecimiento, por lo tanto, son diferentes para cada uno de nosotros, en función de factores genéticos, del estilo de vida, del uso indiscriminado de medicamentos, de enfermedades, de los tóxicos profesionales, ambientales o alimentarios a los que estemos expuestos, de los objetivos existenciales... y de la calidad de los alimentos que nutren nuestras células.

Todas las teorías, estudios científicos y corrientes de pensamiento contemporáneos o de la antigüedad que alaban el tesoro terapéutico que encierran los alimentos coinciden en afirmar que el alimento es fuente de vida y salud, pero también de belleza. Una belleza que aflora desde el interior y que guarda también una estrecha relación con las emociones y con un estilo de vida que contemple las horas de descanso necesarias, el abandono de hábitos tóxicos, la práctica habitual de ejercicio físico, el contacto con la naturaleza, la hidratación con agua de calidad y la utilización de cosméticos libres de tóxicos para cuidarnos y nutrirnos también desde el exterior y disfrutar de la belleza natural que nos es propia.

Responder a las necesidades específicas de cada tipo de piel no reviste demasiada complicación ni invertir una excesiva dedicación o dinero. Basta con elegir los ingredientes adecuados, acompañados de pequeños gestos cotidianos que la nutran y le permitan desarrollar sus funciones vitales, sin olvidar que la verdadera hidratación y revitalización proviene del interior de los alimentos que llenan diariamente nuestro plato.

Rutina para cuidar naturalmente tu piel

En este apartado te propongo sólo un esquema general de rutina para cuidarte naturalmente. En el capítulo 3 se describen las características más relevantes de los ingredientes que forman parte de las fórmulas cosméticas adaptadas a cada edad y tipo de piel propuestas en la última parte del libro.

Diariamente

Hidrata y nutre la piel de la cara y del cuerpo con productos naturales y ecológicos, idealmente elaborados en casa, que no interfieran en la correcta respiración y funciones de este órgano vital.

Por la mañana

- Dúchate o lávate la cara con agua fresca.
- Aplícate un hidrolato (agua floral) como tónico.
- Hidrata cara y cuerpo con una crema o loción que alimente verdaderamente tu piel.
- Si te maquillas, deja transcurrir unos minutos antes de aplicarte el maquillaje, aunque si te lo puedes ahorrar mucho mejor. Una piel sin maquillar respira, está más oxigenada y ¡se mantiene más joven!

Por la noche

- Si usas maquillaje, desmaquíllate con un aceite vegetal virgen ecológico: jojoba si tienes la piel grasa o con acné, caléndula en caso de pieles sensibles; almendras dulces, el comodín para todo tipo de piel o ¡sencillamente aceite de oliva!

Procedimiento

1. Pon unas gotas del aceite vegetal que elijas en la palma de la mano y aplícalo mediante un masaje suave. Retira con ayuda de un *tissue* o algodón y enjuágate la cara con agua fresca. Si no te maquillas puedes saltarte este paso; lávate la cara y pasa al siguiente punto.
1. A continuación tonifica con un hidrolato (agua floral).
3. Si te acuestas enseguida, es mejor no aplicar ningún producto en la piel y dejarla descansar. Si te desmaquillas y te limpias el cutis al llegar a casa y tardas todavía un par de horas en acostarse, puedes aplicarte un aceite vegetal, crema o loción natural, adaptado a tu edad y necesidades.

Semanalmente

- **Mascarilla de arcilla:** En un bol que no sea metálico y con una cuchara de madera, mezcla una cucharada sopera de arcilla con un hilo de agua mineral sin gas, agua filtrada, agua de mar, hidrolato o infusión (elige la planta más adecuada en función de lo que desees tratar). La cantidad de líquido variará según el tipo de arcilla y de si la cucharada es rasa o colmada. La textura final debe ser cremosa; ni demasiado espesa ni demasiado líquida. Si quieres potenciar el efecto de la mascarilla, puedes añadir algún aceite esencial o vegetal en función de tu tipo de piel. También puedes variar y probar mascarillas de fruta, algas... (en el capítulo 4 encontrarás ejemplos y cómo aplicarlas).

Mensualmente

Si dispones de tiempo, lo ideal sería realizar una limpieza más profunda:

- **Baño de vapor:** Llena una cazuela con agua, tápala y llévala a ebullición (mejor filtrada). Retira la cazuela del fuego, tápate la cabeza con una toalla y deja que el vapor de agua abra los poros durante unos 5 minutos. Opcionalmente, puedes añadir romero o tomillo secos en el último hervor o 1 o 2 gotas de aceite esencial de las mismas plantas, una vez la cazuela esté fuera del fuego.
- **Extracción de las espinillas:** Envuelve el dedo índice de cada mano con un pañuelo de papel y extrae las espinillas con suavidad. Sólo las que salgan fácilmente, sin tocar los granitos.
- **Exfoliar:** Una forma rápida, sencilla y económica de eliminar las células muertas y dejar la piel fina es poner un poco de aceite de oliva virgen extra en la mano y mezclarlo con sal marina o azúcar integral caña o coco. Exfolia suavemente, formando pequeños círculos con

las yemas de los dedos (evita el contorno de los ojos y de la boca). Puedes hacerlo extensivo al resto del cuerpo aumentando las cantidades.

✔ **Mascarilla de arcilla, fruta, algas...**

✔ **Tonifica** con un hidrolato (agua floral) adaptado a tu tipo de piel.

✔ **Hidrata** con una loción, crema natural o un aceite vegetal enriquecido con aceites esenciales.

A tener en cuenta

• La piel es un órgano vivo que evoluciona con el paso del tiempo. Por lo tanto, es normal que responda al estrés, a la falta de hidratación o que tenga imperfecciones o arrugas propias de la edad.

• Acepta tu piel tal y como es e hidrátala también desde el interior con agua de calidad y alimentos de verdad, no *pseudoalimentos* (productos comestibles con apariencia de alimento pero vacíos de energía vital y nutrientes).

• No pierdas nunca el contacto con la naturaleza y practica regularmente ejercicio físico; ambos esenciales para una buena oxigenación celular.

• Los pensamientos positivos siempre deberían acompañarnos; las tensiones, emociones y preocupaciones se manifiestan también en el aspecto de la piel.

• La meditación, la relajación o cualquier actividad que te permita controlar el estrés y liberar tensiones es también muy importante, tanto para preservar la salud física y emocional como la belleza natural.

— Huye de perfumes y fragancias sintéticas. Los aceites esenciales son una excelente opción, con propiedades terapéuticas, para perfumarte naturalmente.

— Evita o utiliza la menor cantidad posible de cosméticos convencionales, repletos de químicos y sustancias tóxicas. Para hidratar diariamente la piel de la cara y el cuerpo, en general, basta con un aceite vegetal virgen ecológico (o una mezcla de dos o tres diferentes). Puedes aromatizar el aceite vegetal y aumentar la sinergia de la mezcla añadiendo algún aceite esencial adaptado a tu edad o tipo de piel. Las zonas más secas agradecerán un toque extra de manteca de karité o cacao; ambos excelentes agentes hidratantes.

Te invito a consumir menos cosméticos comerciales y a apostar por una cosmética y un estilo de vida más *slow* que realce tu atractivo natural, respete tu salud y la del medioambiente y alimente tu cuerpo y tus emociones con aquellos alimentos que la naturaleza tan generosamente nos regala en cada estación.

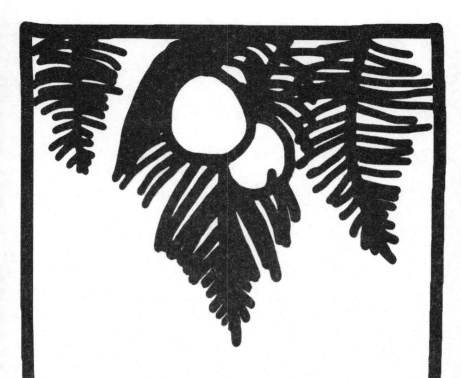

III

NATURALMENTE

ATRACTIVOS

NATURALMENTE ATRACTIVOS

No pierdas el tiempo golpeando la pared
con la esperanza de transformarla en una puerta.

(Coco Chanel, 1883-1971)

Lo natural es siempre la mejor opción: opta por el *DIY*

A medida que envejecemos nuestra piel es menos resiliente, más seca, flácida y arrugada. El envejecimiento, sin embargo, no es una condición patológica, sino un complejo proceso biológico natural e irreversible que se vuelve progresivamente evidente con el paso de los años. Está influenciado por la combinación de factores endógenos o intrínsecos (genética, metabolismo celular, procesos hormonales y metabólicos...) y exógenos o extrínsecos (excesiva exposición solar, polución, radiaciones, medicamentos, químicos, estilo de vida y hábitos poco saludables...). Este cóctel de elementos deriva en alteraciones estructurales y fisiológicas que, con el tiempo, dejan su huella a nivel interno y externo.

Mientras que el envejecimiento interior no es evidente a nuestros ojos, no ocurre lo mismo con la piel; la primera en mostrar los signos de la edad. Todos quisiéramos atesorar el secreto de la eterna juventud y los fabricantes de cosméticos son conscientes de ello. Así, mediante campañas de *marketing* millonarias y magistralmente diseñadas, protagonizadas por rostros perfectos y cuerpos jóvenes y esculturales o retocados con el fino y preciso bisturí de la tecnología, generan en el consumidor la necesidad de adquirir productos específicos para cada sexo, edad, parte del cuerpo y hora del día.

Los cosméticos de nueva generación nos hacen soñar y nuestros sueños ayudan a aumentar sustancialmente las ganancias de la industria cosmética que, lejos de sufrir la crisis económica de los últimos años, es actualmente uno de los sectores más prósperos en las sociedades industrializadas.

A menudo me pregunto por qué los líderes del mundo de la seducción y la belleza, a pesar de sus sofisticadas fórmulas, también se arrugan, envejecen, engordan, pierden el pelo... como cualquier otro mortal, o por qué la inmensa mayoría de los cirujanos plásticos no pasan nunca por el quirófano para quitarse la papada, las arrugas o hacerse un implante capilar. Ante un paisaje tan poco idílico, mi recomendación es que practiques, siempre que puedas, el *Do it yourself* (DIY), que cada vez gana más adeptos en todos los ámbitos y que se traduce en «hazlo tú mismo».

La diferencia de fabricación entre un cosmético convencional y uno natural radica, principalmente, en la calidad de los ingredientes y en la utilización o no de sustancias químicas tóxicas para la salud y el medioambiente. Con independencia de si el producto es de gama alta o baja, tanto uno como otro se formulan generalmente a partir de la fase acuosa y la fase oleosa, proceso que requiere un emulsionante para mezclar las dos fases, así como un conservante para evitar el riesgo de proliferación bacteriana. Si la fórmula no contiene fase acuosa (como las que te propongo el último capítulo) requerirá menos ingredientes, será de elaboración más sencilla y rápida, las bacterias no proliferarán y no será necesario utilizar ningún conservante específico.

La sencillez y la simplicidad, como en tantas otras áreas de la vida, son también esenciales en cosmética. Elaborar nuestros cosméticos en casa con fórmulas simples, sin necesidad de balanza de precisión, ni fase acuosa u oleosa ni los emulsionantes o conservantes que a menudo requieren también las mezclas naturales conlleva una inversión de tiempo mínima. Sin embargo, si eres una persona práctica y sin ganas de complicarte la vida, la simple utilización de un aceite vegetal virgen ecológico para hidratar cara, cuerpo y cabello te permitirá prescindir de la mayor parte de los productos innecesarios y tóxicos que quizá ahora te parecen imprescindibles.

Aunque la piel de los hombres suele ser más gruesa que la de las mujeres, también puede ser seca, grasa, mixta o delicada. Por tanto, las fórmulas que encontrarás en el próximo capítulo están indicadas para ambos sexos. Algunas deberás elaborarlas en el momento; otras se conservarán sin problema en frascos adecuados y bien etiquetados, lejos de fuentes de calor y de la luz solar, como sucede con los cosméticos formulados a partir de aceites vegetales vírgenes y aceites esenciales. El precio final de la mezcla variará en función de los ingredientes empleados, pero ten la certeza de que los cosméticos caseros preparados con materias primas de máxima calidad siempre resultan sustancialmente más económicos que los de cualquier gran marca comercial y, lo más importante, tu piel, protectora y permeable, se verá extraordinariamente beneficiada.

Los aceites vegetales vírgenes y otros ingredientes naturales que te propongo en la última parte de *Naturalmente atractivos*, además de hidratar y nutrir la piel o el cabello, gozan de propiedades terapéuticas que van a menudo más allá del aspecto puramente estético-cosmético, como es el caso de los aceites esenciales puros, muchos de los cuales armonizan también las emociones y permiten tratar diferentes trastornos de salud, ámbito que no es el objetivo de este libro, que limita su uso sólo a nivel externo.

Si a todos estos beneficios añadimos que están libres de tóxicos y de experimentación animal y que no contaminan el medioambiente ni con la formulación ni con embalajes innecesarios que no hacen otra cosa que maquillar el producto y encarecer el precio final, creo que no debería haber ninguna duda de que lo natural es siempre la mejor opción y que la única manera de saber exactamente con qué alimentas tu piel, el órgano más extenso y la principal barrera física entre el organismo y el medio que lo rodea, es preparar personalmente tus propios cosméticos.

Cosmética con certificación ecológica

El mercado de la cosmética ecológica pisa cada vez con más fuerza, gracias a la creciente demanda de productos naturales por parte de los consumidores más concienciados y a la extensa y contrastada literatura científica publicada, que nos alerta de toda la letanía de sustancias químicas tóxicas presentes en los cosméticos y productos de higiene diaria convencionales.

A lo largo del libro dejo patente mi debilidad por la cosmética casera 100 por 100 natural y reitero, nuevamente, mi invitación a sumarte al *DIY*. Sin embargo, si por comodidad o preferencias personales prefieres los cosméticos comerciales, mi sugerencia es que elijas los que acrediten certificación ecológica.

Principales características

- Ingredientes procedentes de recursos renovables y transformados mediante procedimientos respetuosos con el medio ambiente.
- Ausencia de organismos modificados genéticamente (OMG), parabenos, fenoxietanol, polyethylene glycol (PEG), siliconas, nanotecnología, irradiaciones, fragancias, colorantes sintéticos, etc.
- Presencia de un porcentaje mínimo en el producto final del 90-95 por 100 de ingredientes ecológicos. De no cumplirse este requisito, se considerará cosmética natural, pero no ecológica.
- Ni las materias primas ni el producto final se testan en animales.
- Pueden utilizar o no derivados animales, siempre y cuando el animal no haya sido sacrificado específicamente para la elaboración del cosmético.
- Los embalajes son, generalmente, ecorresponsables, reciclados o reciclables.

Beneficios

- Se fabrican a partir de materias primas seguras, ricas en principios activos y exentas de ingredientes peligrosos camuflados en la etiqueta.
- Utilizar cosméticos libres de tóxicos es vital en cualquier circunstancia y edad, pero muy especialmente en caso de niños pequeños, personas que padezcan síndrome de sensibilidad química múltiple (SQM), aquellas que es-

tán pasando o ya han superado un proceso oncológico o una enfermedad grave o en cualquier situación en la que el sistema inmunológico se vea comprometido.

✓ Los cosméticos con certificación ecológica, en principio, están libres de estrategias de *marketing* poco transparentes.

✓ Al consumirlos, favoreces tu salud, la del planeta, la de los agricultores que cultivan muchos de los ingredientes empleados en su elaboración y la de las personas que los fabrican.

✓ Colaboras en un sistema de mercado más saludable, sostenible, justo y solidario.

✓ Salvo excepciones, pagas un precio en consonancia con lo que se te ofrece y no por lo que podría ser y no es.

✓ El sello «ecológico» u «orgánico» que figura en el embalaje y que puede variar de un país a otro te garantiza la calidad del producto final.

En definitiva, comprar cosmética ecológica o preparar tus propias fórmulas en casa forma parte de un consumo responsable y es un pequeño grano de arena que ayuda a cambiar el mundo.

Los mejores ingredientes naturales para tu piel: ¡adiós a los tóxicos!

Afortunadamente, en la actualidad existe todo un mercado emergente de cosmética «bio». Sin embargo, aunque los cosméticos y productos de higiene diaria con certificación ecológica sean una excelente opción a tener en cuenta, no deberíamos caer en la trampa de las empresas que los comercializan que, aparte de la salud de los usuarios y la sostenibilidad, tienen como objetivo cumplir sus objetivos de venta y, en consecuencia, generan en el consumidor necesidades que quizá no tiene.

Ni los cosméticos convencionales más caros y sofisticados del mercado, ni los naturales o ecológicos, pueden luchar contra el envejecimiento fisiológico inherente al proceso vital de todo ser vivo. Lo que sí puedo garantizarte es que los caseros, elaborados con sustancias 100 por 100 naturales y ecológicas, alimentarán e hidratarán tu piel y prevendrán el envejecimiento prematuro sin poner en riesgo ni tu salud ni la del planeta.

No olvides, sin embargo, que además de alimentarte por fuera con verdaderos nutrientes, la renovación del atractivo natural y la prolongación de la juventud de la piel y de los órganos exige un estilo de vida más *slow*, con menos estrés y tensión, que incluya alimentos de temporada y proximidad, idealmente de cultivo ecológico, que huya del sedentarismo y de la medicalización de la vida cotidiana, que contemple el contacto con la naturaleza y que vele por la salud emocional e intestinal.

A continuación encontrarás una descripción de los principales ingredientes utilizados en las fórmulas que te propongo el siguiente capítulo, que seguro despertarán tu interés a medida que experimentes con ellos. Algunos son verdaderos cosmecéuticos que combinan la acción estética con la terapéutica y favorecen una auténtica regeneración celular. No los infravalores ni los juzgues menos efectivos por ser naturales; tu piel y tu organismo te lo agradecerán a corto plazo. Al principio quizá te costará un poco cambiar de hábitos, pero una vez que vayas descubriendo nuevas sustancias libres de tóxicos y empieces a crear mezclas con tu toque personal, estoy convencida de que la cosmética natural te enamorará y formará parte de tu vida por siempre.

ACEITES ESENCIALES PUROS

Las propiedades terapéuticas de los aceites esenciales, extractos, especias y resinas se conocen desde la antigüedad y su utilización a nivel cosmético, gastronómico y medicinal es ancestral. Utilizados durante milenios en China, la India, Oriente Medio, África o América, encontramos referencias a los aceites esenciales en manuscritos egipcios o chinos y también en la Biblia. Los egipcios usaban inciensos a base de plantas, bayas y resinas; plantas aromáticas para embalsamar o perfumes elaborados con grasas animales, aceites vegetales y flores. Griegos y romanos perfeccionaron su uso, pero fueron los árabes quiénes más aportaron al desarrollo y utilización de los perfumes, con la invención del alambique y el comercio de las especias.

Parece ser que Paracelso empleó por vez primera el término «aceite esencial» en el siglo XVI, al considerar estas sustancias mágicas la quintaesencia o elemento inmaterial presente en cualquier ser vivo. Entre los siglos XVI y XVII, los aceites esenciales formaban parte de la farmacopea de las farmacias en todo el mundo. En el siglo XVIII, con la Revolución Industrial, aparece la extracción de los aceites esenciales mediante la destilación por vapor de agua. A principios del siglo XX, los investigadores Chamberland, Cadéac y Martindale demostraron a nivel científico el poder antiséptico de los aceites esenciales.

Los verdaderos padres de la aromaterapia, sin embargo, se consideran el ingeniero químico e investigador René-Maurice Gattefossé (1881-1950), que publicó su primer libro *Aromathérapie* en 1928, y el médico y cirujano francés Jean Valnet (1920-1995), que durante la II Guerra Mundial empleó los aceites esenciales para curar heridas de los soldados en el campo de batalla, probablemente inspirado por la obra de Gattefossé. Valnet publicó en 1964 un libro titulado también *Aromathérapie*. Durante el mismo período, la bioquímica Marguerite Maury (1895-1968) investigó la utilización de los aceites esenciales en cosmética y estableció los fundamentos de la terapia médico-cosmética, basada en el estudio del efecto de las sustancias aromáticas aplicadas en masaje, tanto en el terreno físico como mental y emocional. Maury observó que la enfermedad está íntimamente relacionada con el estilo de vida, la actitud y la propia personalidad y, en consecuencia, preparaba fórmulas individualizadas para sus pacientes, teniendo en cuenta la interrelación entre mente y cuerpo. En 1961 publicó el libro *Le capital jeneusse*, traducido también al inglés bajo el nombre *The Secret of Life and Youth*. Maury recibió en 1962 el Prix International d'Esthétique et Cosmétologie por su contribución al cuidado natural de la piel.

Con la llegada de las vacunas, los antibióticos y la producción de aceites aromáticos sintéticos que imitan el aroma de los naturales, pero que no gozan de propiedades terapéuticas, la utilización de los aceites esenciales naturales cayó en desuso por parte de un amplio sector de la población y de la industria. Sin embargo, en las últimas décadas, a raíz de las investigaciones científicas y del creciente interés y demanda por parte de los consumidores, el empleo de los aceites esenciales tanto a nivel cosmético como medicinal ha experimentado una verdadera expansión.

Los aceites esenciales provienen del reino vegetal. De los millones de plantas del planeta, las más evolucionadas pueden sintetizar esencias para defenderse o protegerse de hongos, animales, virus, bacterias…, reproducirse, crecer… Son la esencia de la planta, que puede tener órganos secretores en los frutos, las flores, las raíces, las hojas, la corteza… Por ejemplo, para conseguir el aceite esencial de albahaca, niaulí o menta piperita se utilizan las hojas de la planta; los frutos, en el caso de la pimienta o la nuez moscada; las semillas, para la destilación del aceite esencial de cilantro, anís estrellado o apio; las flores de la rosa o del aromático ylang-ylang; la corteza en el caso de la canela; la oleorresina para la obtención del incienso, indispensable si haces meditación, o la raíz del nardo, para conseguir uno de los perfumes orientales más antiguos y preciados.

Los aceites esenciales puros tienen una compleja estructura química, y aunque reciben el nombre de aceites no contienen ácidos grasos. Son muy concentrados y ricos en moléculas volátiles y aromáticas con gran número de principios activos y potencial terapéutico y cosmético. Se obtienen gracias a un delicado proceso de destilación por arrastre con vapor de agua, mediante un alambique y a baja presión, a excepción de los cítricos, que se elaboran rascando la cáscara sobre una esponja natural para extraer la esencia (lima, limón, bergamota, mandarina, pomelo, naranja…). Al salir de la cuba de destilación, a una presión controlada, el vapor de agua enriquecido con aceites esenciales pasa por un serpentín donde se condensa. Cuando sale, un esenciero recoge el agua y el aceite esencial. La diferencia de densidad de ambos líquidos permite separar el aceite esencial del hidrolato.

No todos los aceites esenciales que se comercializan son iguales; algunos están adulterados y otros son totalmente sintéticos y no poseen, por tanto, ninguna propiedad terapéutica. Para obtener un aceite esencial de calidad, el artesano-destilador respeta unos rigurosos procedimientos para recoger la quintaesencia de la planta sin alterarla. Como los aceites esenciales se encuentran en una concentración muy baja en el vegetal destilado, el rendimiento varía mucho de una especie a la otra; cuanta más cantidad de planta se necesita para obtener 1 l de aceite esencial, más elevado será el precio final.

Según la cosecha, el rendimiento puede variar también de un año a otro e incluso dependiendo de la estación, la región donde crece la planta o la hora del día en la que se destila. A modo de ejemplo, para obtener 1 l de aceite esencial de rosa, lavanda, lavandín o clavo se necesitan:

- 3500-4000 kg de pétalos de rosa *(Rosa damascena)*
- 150 kg de sumidades floridas de lavanda *(Lavandula angustifolia)*
- 50 kg de sumidades floridas de lavandín *(Lavandula hybrida)*
- 6-7 kg de botón floral de clavo *(Eugenia caryophyllata)*

Aspectos a tener en cuenta sobre los aceites esenciales

- Un aceite esencial no es un aceite vegetal. Mientras que los aceites esenciales, en general, se obtienen por destilación por arrastre de vapor, los aceites vegetales vírgenes normalmente se extraen por presión y son ricos en ácidos grasos esenciales, indispensables para gozar de buena salud y prevenir el envejecimiento prematuro.

✓ Existe una gran variedad de aceites esenciales y cada laboratorio de aromaterapia puede comercializar diferentes tipos. No es necesario que hagas un gasto inicial importante; con unos cuantos cubrirás un amplio abanico de necesidades, y aunque los frascos son pequeños, su rendimiento es elevado y podrás preparar muchas y diversas mezclas.

✓ La luz solar modifica su composición bioquímica. Para garantizar la calidad, opta por los aceites esenciales 100 por 100 naturales, puros e integrales con aval BIO, que se comercializan siempre envasados en frascos de estaño o de vidrio ámbar o azul oscuro, nunca transparentes.

✓ Puros y sin diluir se conservan durante unos cinco años (las esencias de cítricos alrededor de tres años), a una temperatura ambiente aproximada de entre 5-35 °C, lejos de la luz y bien tapados para evitar su evaporación. Sin embargo, en condiciones óptimas, algunos aceites esenciales siguen en perfecto estado a los diez años.

✓ No se diluyen en agua (son hidrófobos). Si los usas en el baño, deberás añadirlos al agua una vez llena la bañera y dispersarlos con la mano o mezclarlos previamente en una cucharada sopera de aceite vegetal que, además, favorecerá una hidratación óptima de la piel.

✓ Son lipófilos; se disuelven completamente en aceites vegetales que, si son vírgenes y ecológicos, aportarán propiedades añadidas a la fórmula y los podrás consumir también por vía oral en crudo. También puedes disolver los aceites esenciales en manteca vegetal como el karité o el cacao, cremas naturales neutras, gel de aloe vera, champús, jabones líquidos, arcillas…. En el siguiente capítulo encontrarás ejemplos.

✔ No se deben mezclar nunca con aceites minerales, que taponan los poros e inhiben su absorción.

✔ Salvo contadas excepciones, no deben emplearse directamente en la piel; requieren una sustancia conductora, como ya se ha comentado, ya que en aplicación directa pueden ser dermocáusticos o irritantes.

✔ Algunos como, por ejemplo, las esencias de cítricos, pueden ser fotosensibilizantes y no deberíamos utilizarlos antes de exponernos al sol.

✔ Son sustancias orgánicas naturales y algunos aceites esenciales gozan de propiedades citofilácticas (estimulan la regeneración celular), previenen el envejecimiento prematuro y mejoran la calidad de la piel en trastornos dermatológicos.

✔ Para garantizar sus propiedades medicinales y cosméticas, deben ser puros y provenir de plantas botánicamente certificadas, identificadas con el nombre en latín; lengua universal reconocida en botánica. Por ejemplo: Lavanda *(Lavandula angustifolia).*

✔ Un aceite esencial de calidad debería ser:
— 100 por 100 integral: Destilación completa.
— 100 por 100 natural: Libre de moléculas sintéticas.
— 100 por 100 puro: En su composición no deberán figurar otros aceites esenciales bioquímicamente similares.

✔ Los componentes aromáticos de una planta pueden variar en función de las condiciones en las que haya crecido: país, clima, terreno, momento de recolección, etc., que pueden influir en la composición final del aceite esencial y, en consecuencia, en sus propiedades y aplicaciones. Estas variaciones de composición se denominan quimiotipo «Qt»; una forma de clasificación química, biológica y botánica que designa la molécula más presente en un determinado aceite esencial y que debería figurar también en la etiqueta. Por ejemplo:

— El aceite esencial de tomillo *(Thymus vulgaris Qt timol)* es un antibacteriano de amplio espectro, fungicida, parasiticida, antiviral, estimulante inmunitario, tónico, digestivo, carminativo y aperitivo. En cambio, el de tomillo *(Thymus vulgaris Qt linalol)* es antibacteriano, fungicida, antiviral, vermífugo (tenia, áscaris, oxiuros), neurotónico, tónico y astringente cutáneo.

— El aceite esencial de romero *(Rosmarinus officinalis Qt cineol)* es anticatarral, mucolítico, expectorante, fungicida y antibacteriano de grado medio, mientras que el de romero *(Rosmarinus officinalis Qt alcanfor)* es descontracturante, miorrelajante, colerético, colagogo, emenagogo, antilitiásico, lipolítico y antiálgico.

Consejos, precauciones y advertencias

- ✓ Es importante respetar las dosis indicadas. Aumentar la cantidad de gotas de aceite esencial presentes en una fórmula no implica un mayor efecto.
- ✓ Deberemos lavarnos las manos después de utilizar algunos aceites esenciales como, por ejemplo, la menta o la canela, para evitar que un contacto accidental mano-ojo, pueda provocar algún tipo de molestia o irritación.
- ✓ La cantidad de gotas de aceite esencial presentes en las

fórmulas propuestas en el siguiente capítulo se basan, en muchos casos, en las recomendaciones de Domique Badoux y Robert Tisserand, ambos aromatólogos de reconocido prestigio internacional. Sin embargo, la dosis puede ser inicialmente inferior o, cuando tengas más experiencia en la utilización de aceites esenciales, puedes variar la concentración y los aceites esenciales presentes en la fórmula en función de lo que desees tratar y de la extensión del área de intervención.

✔ Los aceites esenciales son seguros, naturales y libres de tóxicos si se utilizan con prudencia y se respetan las indicaciones. No obstante, si eres una persona con antecedentes de alergias o con una piel muy sensible o hiperreactiva, lo ideal sería aplicar primero unas gotas de la mezcla en el pliegue del codo, para descartar cualquier alergia a una determinada molécula aromática. Si presentas algún tipo de reacción se hará visible al cabo de unos 10 minutos. En ese caso, será suficiente masajear el área irritada durante un par de días con un aceite vegetal de caléndula *(Calendula officinalis).*

✔ Las fórmulas que encontrarás en el siguiente capítulo están indicadas única y exclusivamente para uso externo.

✔ No apliques ningún aceite esencial en los ojos, conducto auditivo o zona ano-genital.

✔ Si estás embarazada o crees estarlo y, muy especialmente durante los tres primeros meses del embarazo o durante la etapa de lactancia, no uses ninguna esencia ni aceite esencial sin consultarlo con un aromaterapeuta especializado; muchos están contraindicados en esas etapas. En las farmacias encontrarás productos formulados con aceites esenciales seguros durante el embarazo.

✔ Los aceites esenciales son verdaderos medicamentos aromáticos naturales y salvo algunas excepciones, no pueden utilizarse en bebés o niños pequeños, ni en caso de ciertas enfermedades neurológicas o coronarias sin consultarlo con un aromaterapeuta cualificado.

✔ Los frascos no deben dejarse nunca al alcance de los más pequeños de la casa.

Principales propiedades cosméticas de los aceites esenciales utilizados en las fórmulas

Según Dominique Badoux, «los aceites esenciales actúan sobre la piel, a través de la piel y más allá de la piel». Afirmación muy cierta si tenemos en cuenta sus propiedades antiinfecciosas, antiinflamatorias, antialérgicas, antihistamínicas, anticatarrales, endocrinorreguladoras, inmunoestimulantes, tónicas, termorreguladoras, cicatrizantes, circulatorias, relajantes del sistema nervioso, dermocosméticas…, ampliamente estudiadas por parte de la comunidad científica en la actualidad. Sin embargo, como se ha comentado anteriormente, aunque los aceites esenciales se utilizan también a nivel interno, la vía oral no es la finalidad de *Naturalmente atractivos*.

A continuación se detallan las indicaciones de los aceites esenciales utilizados en las fórmulas que encontrarás en el siguiente capítulo, sólo a nivel dermocosmético o para la higiene personal y uso externo. Se da también un sencillo consejo para cada uno de ellos y se indica su efecto a nivel emocional o psicológico cuando sea significativo, así como si existe algún tipo de precaución a tener en cuenta.

Apio *(Apium graveolens)*. Consejo: Tiene propiedades similares al aceite esencial de levístico *(Levisticum officinale)*. Para aumentar la sinergia, puedes utilizarlo conjuntamente en fórmulas para drenar las toxinas acumuladas en el tejido cutáneo y mejorar la hiperpigmentación.

- ✔ **Parte destilada:** Semilla.
- ✔ **Indicaciones:** Hiperpigmentación, manchas de la edad, piel apagada.
- ✔ **Precauciones:** Ambos aceites esenciales pueden ser fotosensibilizantes. No te expongas al sol después de aplicártelos.

Árbol del té *(Melaleuca alternifolia)*. Consejo: Sustituye los productos químicos agresivos para tratar la pediculosis (piojos) de tus hijos por el aceite esencial de árbol del té.

- ✔ **Parte destilada:** Hoja.
- ✔ **Indicaciones:** Aftas bucales, gingivitis, acné, micosis y parasitosis cutáneas.

Bergamota *(Citrus bergamia)*. Consejo: Si te gusta el aroma de los cítricos, mezcla 2 gotas de aceite esencial de bergamota con 4 gotas de aceite vegetal de jojoba *(Simmondsia chinensis)* y utiliza la sinergia para perfumarte (detrás de las orejas, la nuca o en una zona que no esté expuesta al sol; recuerda que los cítricos pueden ser fotosensibilizantes).

- ✔ **Parte prensada:** Piel
- ✔ **Indicaciones:** Acné, eccema, psoriasis, seborrea. Ansiedad, estrés, depresión.
- ✔ **Precauciones:** Fotosensibilizante. No te expongas al sol después de aplicártelo.

Canela de Ceilán *(Cinnamomum verum o zeylanicum)*. Consejo: La canela de Ceilán es un potente estimulante inmunitario y un activador metabólico general que, en sinergia con otros aceites esenciales, juega un papel muy importante en el tratamiento local de celulitis o adiposidades.

- ✔ **Parte destilada:** Corteza.
- ✔ **Indicaciones:** Favorece la pérdida de grasa en caso de celulitis y adiposidades localizadas. Micosis de las uñas, verrugas o forúnculos. Tónico sexual y afrodisíaco.
- ✔ **Precauciones:** En personas hiperreactivas o sensibles, antes de utilizarlo se recomienda hacer una prueba de tolerancia cutánea en una dilución del 10 por 100 como máximo de este aceite esencial. No se debe utilizar nunca en estado puro porque es dermocáustico y puede causar irritación cutánea.

Cedro del Atlas *(Cedrus Atlantica)*. Consejo: El cedro del Atlas está especialmente indicado en caso de congestión de tejidos o de extremidades inferiores y en aquellas situaciones que requieran un drenaje activo por retención hidrolipídica.

- ✔ **Parte destilada:** Madera.
- ✔ **Indicaciones:** Es drenante y estimulante de la circulación venosa y linfática, actuando sobre la retención de líquidos, sobrepeso, celulitis. Aconsejado en alopecia, caspa, piel y cabellos grasos y acné.
- ✔ **Precauciones:** No debe utilizarse durante largos períodos, porque puede ser dermocáustico. Dominique Badoux no aconseja la utilización de este aceite esencial en personas diagnosticadas de cáncer estrógeno-dependiente, por la presencia de ciertas moléculas aromáticas con efecto *hormon-like* (actividad similar a la

de las hormonas). En esta situación, si quieres tratar una celulitis o retención de líquidos, puedes sustituirlo por el aceite esencial de pomelo *(Citrus paradisii)*.

Ciprés *(Cupressus sempervirens)*. Consejo: Su acción está especialmente centrada en el aparato circulatorio y linfático, que desinflama y descongestiona.
- ✓ **Parte destilada:** Tallo y hojas.
- ✓ **Indicaciones:** Celulitis, edemas, drenaje linfático, varices, varicosidades, cuperosis, bolsas en los ojos. Regula el sistema nervioso.
- ✓ **Precauciones:** En caso de cáncer hormonodependiente, por su contenido en sesquiterpenoles (moléculas con propiedades *pseudoestrogénicas*), Dominique Badoux desaconseja las fórmulas que contengan el aceite de ciprés en concentraciones elevadas sin consultar previamente con un aromaterapeuta especializado. En este caso, cuando sea necesario tratar problemas circulatorios, la recomendación sería sustituirlo por aceite esencial de lentisco *(Pistacia lentiscus)* o niaulí *(Melaleuca quinquenervia)*.

Citronela de Java *(Cymbopogon winterianus)*. Consejo: en verano, unas gotas de este aceite esencial en la almohada o en el cuello del pijama evitarán que te piquen los mosquitos. Si ya te han picado, aplícatelo diluido en aceite vegetal sobre la picadura.
- ✓ **Parte destilada:** Hoja.
- ✓ **Indicaciones:** Acné y regulación de la transpiración excesiva.

Clavo *(Eugenia caryophyllus)*. Consejo: El aceite esencial de clavo tiene un olor penetrante que a menudo provoca un cierto rechazo porque nos recuerda la consulta del dentista. Sin embargo, vale la pena saber que es más antioxidante que la vitamina E y que lo podemos añadir a lociones corporales antioxidantes a base de aceites vegetales vírgenes, en una dilución de máximo 20 por 100.

- ✔ **Parte destilada:** Botón floral.
- ✔ **Indicaciones:** Aftas, acné, psoriasis, dermatosis o micosis, así como para tonificar, cicatrizar y prevenir la acción de los radicales libres sobre la piel.
- ✔ **Precauciones:** Utilízalo a dosis bajas y siempre diluido; puede ser irritante.

Enebro *(Juniperus communis)*. Consejo: Por sus propiedades antiinflamatorias y drenantes, debemos pensar en el aceite esencial de enebro a la hora de abordar cualquier problema donde la inflamación esté presente.

- ✔ **Parte destilada:** Ramas con bayas.
- ✔ **Indicaciones:** Retención de líquidos, celulitis, especialmente inflamadas y dolorosas; eccemas, acné y pelo grasiento.

Espliego *(Lavandula spica)*. Consejo: En caso de picaduras de abejas, medusas…, aplica directamente, sin diluir, un par de gotas de aceite esencial de espliego cada cinco minutos, durante media hora. Llévalo contigo a la playa si hay riesgo de picaduras de medusa.

- ✔ **Parte destilada:** Sumidad florida.
- ✔ **Indicaciones:** Acné, eccema seco, estrías (preventivo), quemaduras, picazón, psoriasis, micosis cutáneas, pica-

duras de abeja, mosquitos o medusas. Astenia, depresión.

Gaulteria *(Gaultheria procumbens)*. Consejo: Mezclado con aceite vegetal de hipérico *(Hypericum perforatum)* o árnica *(Arnica montana)*, el aceite esencial de gaulteria es un aliado indispensable en caso de tendinitis o dolores articulares. Recuerda que el hipérico puede ser fotosensibilizante. No te lo apliques si vas a exponerte al sol.
- ✔ **Parte destilada:** Hoja.
- ✔ **Indicaciones:** Dolor muscular, tendinitis, cefaleas, celulitis. Ideal para después de practicar deporte.

Geranio de Egipto *(Pelargonium asperum)*. Consejo: Es hemostático (detiene el flujo de sangre); muy útil en caso de sangrado de las fosas nasales, solo o en conjunción con el aceite esencial de jara *(Cistus ladaniferus)*. Con un par de gotas de cada uno de estos dos aceites esenciales en un trocito de algodón introducido en las narinas, será suficiente para detener la hemorragia nasal.
- ✔ **Parte destilada:** Hoja o planta entera.
- ✔ **Indicaciones:** Para el cuidado diario de la piel en la prevención de arrugas y líneas de expresión. Reafirmante de los tejidos. Indicado en caso de bolsas en los ojos, acné rosácea, micosis cutáneas, estrías (preventivo), eccema seco, quemaduras, psoriasis, alopecia, poros abiertos, transpiración excesiva. Mejora el estrés y la ansiedad y aumenta la confianza en uno mismo.

Incienso *(Boswellia carterii)*. Consejo: Piel y emociones están estrechamente interrelacionados. Cuando tu piel refleje la aflicción del alma, piensa en el aceite esencial de incienso.

- **Parte destilada:** Oleoresina.
- **Indicaciones:** Actúa como cicatrizante, tónico cutáneo y reafirmante. Aconsejado en pieles apagadas, secas, estresadas o con arrugas, así como en psoriasis, eccemas, micosis cutáneas, drenaje linfático y retención hidrolipídica. Ansiedad, angustia, depresión, cansancio y agotamiento intelectual. Favorece la meditación.

Jara *(Cistus ladaniferus).* Consejo: Por su capacidad tonificante y regenerante celular a nivel cutáneo, el aceite esencial de jara es indispensable para las pieles maduras o prematuramente envejecidas por un exceso de sol o un estilo de vida poco saludable.

- **Parte destilada:** Rama con hojas.
- **Indicaciones:** Envejecimiento cutáneo, arrugas, piel seca, cuperosis, acné rosácea, estrías (curativo) y para cicatrizar, regenerar o reafirmar cualquier tejido flácido. Se puede emplear también en pieles jóvenes muy secas y agrietadas. Insomnio, frigidez. Ayuda a cicatrizar traumas y refuerza las capacidades espirituales.

Jengibre *(Zingiber officinalis).* Consejo: 1 o 2 gotas de jengibre añadidas a la dosis de champú favorecerá el crecimiento del cabello.

- **Parte destilada:** Rizoma
- **Indicaciones:** Alopecia, varices, edemas, piernas pesadas. Impotencia, frigidez.

Katafray *(Cedrelopsis grevei)*. Consejo: Ideal para todo tipo de piel que presente un trastorno dermatológico que curse con inflamación.

- ✔ **Parte destilada:** Corteza.
- ✔ **Indicaciones:** Celulitis, insuficiencia venosa, flebitis, varices, edemas, piernas cansadas, alergias cutáneas, picores, eccemas, arrugas, cuperosis, dermatosis, psoriasis.

Laurel *(Laurus nobilis)*. Consejo: 3 gotas de aceite esencial de laurel añadidas a tu dosis de champú ayudarán a tonificar el cabello.

- ✔ **Parte destilada:** Hoja.
- ✔ **Indicaciones:** Gingivitis, aftas, acné, micosis cutáneas, psoriasis, tónico capilar, regulador linfático. Ansiedad, depresión, debilidad de carácter.

Lavanda *(Lavandula angustifolia)*. Consejo: Si no puedes dormir, un par de gotas de aceite esencial de lavanda en la almohada te ayudarán a conciliar el sueño.

- ✔ **Parte destilada:** Sumidad florida.
- ✔ **Indicaciones:** Estrías (curativo), acné, psoriasis, prurito, eccemas, dermatitis, quemaduras, cuperosis, inflamación, regeneración y cicatrización de la piel. Relaja, reduce el estrés y calma la ansiedad.

Lavanda de Sevilla o luiseri *(Lavandula stoechas ssp luiseri)*. Consejo: Por sus propiedades antioxidantes y rejuvenecedoras de la piel envejecida, es un aceite interesante en las formulaciones *anti-aging*.

- ✔ **Parte destilada:** Flor.

- ✔ **Indicaciones:** Manchas en la piel, celulitis, arrugas, estrías. Excelente antiedad.

Lentisco *(Pistacia lentiscus)*. Consejo: Es un aceite esencial excelente para tratar cualquier situación en la que la piel esté inflamada o congestionada por trastornos circulatorios, picaduras...). Es también el sustituto ideal de los aceites esenciales de ciprés *(Cupressus sempervirens)* y pachuli *(Pogostemon cablin)* en caso de cáncer hormonodependiente.
- ✔ **Parte destilada:** Rama con hojas.
- ✔ **Indicaciones:** Inflamación, congestión venosa y linfática, edema, varices, cuperosi, acné.

Levístico *(Levisticum officinale)*. Consejo: Elimina las toxinas acumuladas en la piel y su aplicación regular aclara progresivamente la hiperpigmentación, siempre y cuando el tratamiento vaya acompañado de una alimentación y un estilo de vida saludable.
- ✔ **Parte destilada:** Raíz.
- ✔ **Indicaciones:** Manchas pigmentarias y de envejecimiento.
- ✔ **Precauciones:** Fotosensibilizante. No te expongas al sol después de aplicártelo.

Limón *(Citrus limonum)*. Consejo: Si tienes la piel grasa, añade una gota de aceite esencial de limón a tu dosis de loción nocturna para limpiar la piel.
- ✔ **Parte prensada:** Piel.
- ✔ **Indicaciones:** Obesidad, flebitis, celulitis, drenaje linfático, verrugas, exceso de grasa y fragilidad capilar, eccema, mal aliento, acné.

✓ **Precauciones:** Puede ser fotosensibilizante. No te expongas al sol después de aplicártelo.

Mandarina *(Citrus reticulata).* Consejo: En caso de insomnio, mezcla 2 gotas de aceite esencial de mandarina y 3 gotas de aceite vegetal de nuez de albaricoque *(Prunus armeniaca)* y aplícalo en masaje en el plexo solar o en el arco plantar media hora antes de acostarse. También puedes utilizarlo con el mismo fin poniendo algunas gotas de aceite esencial de mandarina en un difusor de esencias; ponlo en marcha con la habitación cerrada 15 minutos antes de acostarte y apágalo cuando vayas a dormirte.

✓ **Parte prensada:** Piel.

✓ **Indicaciones:** Piel seca, estrías (preventivo), obesidad, celulitis, alopecia. Somnífero suave, relaja y calma el sistema nervioso.

✓ **Precauciones:** Fotosensibilizante. No te expongas al sol después de aplicártelo.

Manzanilla *(Chamaemelum nobile).* Consejo: El aceite esencial de manzanilla es uno de los más recomendados en caso de dermatosis inflamadas, irritaciones y picores.

✓ **Parte destilada:** Planta en flor.

✓ **Indicaciones:** Eccema, psoriasis, acné, dermatitis, cuperosis, piel sensible, inflamada, irritada o con prurito. Miedo, angustia, insomnio, estrés, ansiedad.

Mejorana *(Origanum majorana).* Consejo: El estrés no es un buen aliado de la belleza, una gota de aceite esencial de mejorana añadida a tu dosis de crema o loción de hidratante diaria actuará como calmante del sistema nervioso.

- **Parte destilada:** Sumidad florida.
- **Indicaciones:** Relaja y aporta luminosidad a la piel estresada. Estrés, angustia, depresión.

Menta *(Mentha piperita).* Consejo: Si sufres de cefaleas o dolor de cabeza, masajea sienes y nuca con una gota de aceite esencial de menta y observa sus propiedades antiálgicas. Lávate las manos después de utilizarlo.
- **Parte destilada:** Hoja.
- **Indicaciones:** Reafirma los tejidos blandos en general y descongestiona las piernas pesadas. Se aconseja en caso de eccema, acné, urticaria, prurito, halitosis o herpes labial. Astenia física y mental.

Mirra *(Commiphora myrrha).* Consejo: Por sus propiedades antiinflamatorias y cicatrizantes, el aceite esencial de mirra aumenta la resistencia de la piel. En el ámbito emocional, un par de gotas de aceite esencial de mirra diluidas en aceite vegetal de almendras dulces *(Prunus amygdalus)* aplicado en masaje, armonizará el *Anahata* (chakra del corazón), relacionado con el amor incondicional y espiritual.
- **Parte destilada:** Oleorresina.
- **Indicaciones:** Dermatosis, psoriasis, acné, cicatrices, eccema, gingivitis o inflamaciones bucales. Infunde confianza y paz interior.

Mirto *(Myrtus communis Qt cineol).* Consejo: Si necesitas reafirmar cualquier tejido, el aceite esencial de mirto no puede faltar en la fórmula.
- **Parte destilada:** Rama con hoja.

- **Indicaciones:** Acné, psoriasis y varices, reafirmante de los tejidos. Aconsejado en pieles maduras, cansadas, desvitalizadas, apagadas, irritadas e inflamadas. Reequilibra el sistema nervioso.

Naranjo amargo o petit grain *(Citrus aurantium ssp amara).* Consejo: En caso de cabellos grasos, añade un par de gotas de este aromático aceite esencial en la dosis de champú. Déjalo actuar 5 minutos antes de enjuagar.
- **Parte destilada:** Hoja (de la flor del naranjo se extrae el aceite esencial de neroli *(Citrus aurantium ssp amara).*
- **Indicaciones:** Alopecia y degeneración de los tejidos. Cicatriza, equilibra, calma y regenera la piel grasa, estresada, arrugada, con acné, forúnculos, eccemas o psoriasis. Regula la transpiración excesiva. Insomnio, estrés y agotamiento mental.

Neroli *(Citrus aurantium ssp amara).* Consejo: por su capacidad sedante, el neroli relaja la musculatura facial y alisa las arrugas. Si te gusta el aroma del azahar, perfúmate con una gota de este aceite esencial detrás de las orejas, la nuca o las muñecas; solo o mezclado con aceite vegetal de jojoba *(Simmondsia chinensis).*
- **Parte destilada:** Flor (flor de naranjo «azahar»).
- **Indicaciones:** Piel sensible o irritada, cuperosis, cicatrices, estrías, arrugas, flacidez y piel envejecida. Insomnio, ansiedad, estrés, melancolía, depresión.

Niaulí *(Melaleuca quinquenervia).* Consejo: igual que el aceite esencial de lavanda *(Lavandula angustifolia)*, el niaulí es un aceite esencial seguro que tiene un gran número de aplicaciones, principalmente por sus propiedades antibacterianas y descongestionantes a nivel venoso. Es también el sustituto ideal de los aceites esenciales de ciprés *(Cupressus sempervirens)* y pachuli *(Pogostemon cablin)* en caso de cáncer hormonodependiente.

- ✔ **Parte destilada:** Hoja.
- ✔ **Indicaciones:** Tónico capilar y cutáneo, herpes, acné, psoriasis, varices y piernas pesadas.

Pachuli *(Pogostemon cablin).* Consejo: indicado en trastornos circulatorios con congestión venosa y linfática. Interesante para incluirlo en la elaboración de perfumes.

- ✔ **Parte destilada:** Hoja.
- ✔ **Indicaciones:** Varices, piernas pesadas, celulitis, obesidad, cicatrices, congestión linfática. Frigidez.
- ✔ **Precauciones:** Desaconsejado en caso de cáncer hormonodependiente. En este caso, para preparar una fórmula para mejorar la circulación, puedes sustituirlo por aceite esencial de lentisco *(Pistacia lentiscus)* o niaulí *(Melaleuca quinquenervia).*

Palmarrosa *(Cymbopogon martinii).* Consejo: Si te gusta su aroma, es una excelente opción para añadir a un desodorante natural en caso de hipersudoración con mal olor.

- ✔ **Parte destilada:** Parte aérea.
- ✔ **Indicaciones:** Acné, eccemas, micosis cutánea, tónico y astringente cutáneo, regulador sebáceo, cicatrizante, reafirmante, antiedad, cabello graso y caspa. Estrés e irritabilidad.

Palo de rosa *(Aniba rosaeodora)*. Consejo: Es un todoterreno que puedes emplear en formulaciones para cara, cuerpo y cabello. Su agradable aroma y propiedades lo convierten en un aceite esencial a tener en cuenta en fórmulas enfocadas a la regeneración del tejido cutáneo.

- **Parte destilada:** Madera.
- **Indicaciones:** Reafirmar, revitalizar y regenerar las pieles maduras, arrugadas o irritadas. Indicado también en caso de estrías, acné y micosis cutánea. Depresión, astenia o agotamiento intelectual.

Pomelo *(Citrus paradisii)*. Consejo: Incluye el aceite esencial de pomelo en las fórmulas destinadas a tonificar la circulación sanguínea o favorecer la pérdida de grasa localizada.

- **Parte prensada:** Piel.
- **Indicaciones:** Celulitis, retención de líquidos, obesidad, piel grasa y congestionada, alopecia, estrés, angustia.
- **Precauciones:** Fotosensibilizante. No te expongas al sol después de aplicártelo.

Romero *(Rosmarinus officinalis Qt alcanfor)*. Consejo: Si practicas deporte, ten siempre este aceite esencial en tu botiquín para tratar calambres o contracturas musculares.

- **Parte destilada:** Sumidad florida.
- **Indicaciones:** Contracturas musculares y calambres. Fórmulas adelgazantes, tonificantes, exfoliantes o para tratar la alopecia o regular el exceso de sebo a nivel capilar.

Romero *(Rosmarinus officinalis Qt verbenona)*. Consejo: Para regular el sistema nervioso y cardíaco, mezcla en la palma de la mano 2 gotas de aceite esencial de romero y 4 gotas de aceite vegetal de almendras dulces *(Prunus amygdalus)* o jojoba *(Simmondsia chinensis)* y aplícate la sinergia en masaje en el plexo solar, en el arco plantar o en la cara interna del muñeca cuando lo necesites.

- ✓ **Parte destilada:** Sumidad florida.
- ✓ **Indicaciones:** Celulitis, obesidad, varicosidades, acné, alopecia, psoriasis, cuperosis, arrugas, piel seca y acartonada; tonifica el pecho y regula las secreciones sebáceas y sudoríparas. Astenia nerviosa, mental y depresión. Estimula la memoria, equilibra las emociones y regula el ritmo cardíaco.
- ✓ **Precauciones:** A las dosis indicadas en las fórmulas del próximo capítulo y para uso externo no presenta contraindicaciones, pero en caso de utilización por vía interna, que no es el objetivo de *Naturalmente atractivos*, se recomienda consultar con un médico o terapeuta cualificado si la persona ha sido diagnosticada de cáncer hormonodependiente.

Rosa *(Rosa Damascena)*. Consejo: Tiene un coste económico elevado, pero si te lo puedes permitir, es uno de los mejores aceites esenciales para combatir las arrugas y líneas de expresión.

- ✓ **Parte destilada:** Flor.
- ✓ **Indicaciones:** Pieles maduras, arrugas, envejecimiento cutáneo, flacidez de la cara, cuerpo y pecho. Astenia sexual, frigidez, impotencia, insomnio, tensión nerviosa.

Sándalo de Australia *(Santalum spicatum)*. Consejo: Piensa en el sándalo de Australia cuando además de actuar sobre la piel, sea necesario reequilibrar el sistema nervioso.

- ✔ **Parte destilada:** Madera.
- ✔ **Indicaciones:** Varices, venas varicosas, psoriasis, eccemas, regenera la piel y revitaliza los tejidos. Falta de libido, estrés, trastornos del sueño. Eleva el espíritu y apacigua las emociones.

Siempreviva *(Helichrysum italicum)*. Consejo: Conocido también como inmortal, este aceite esencial descongestiona los tejidos y resulta indispensable para tratar hematomas, mezclándolo previamente con un aceite vegetal.
- ✔ **Parte destilada:** Sumidad florida.
- ✔ **Indicaciones:** Envejecimiento cutáneo, cuperosis, acné rosácea, eccemas, psoriasis, edemas, flebitis, varices, hematomas. En caso de cirugía estética, aplícatelo en suaves masajes en la zona afectada, para acelerar la cicatrización, reducir el edema, los hematomas y la inflamación.

Tomillo *(Thymus vulgaris Qt timol)*. Consejo: En caso de dermatosis, aplicar localmente dos veces al día en la zona a tratar, 1 gota de aceite esencial de tomillo mezclada con 8 gotas de aceite vegetal.
- ✔ **Parte destilada:** Sumidad florida.
- ✔ **Indicaciones:** Parasitosis cutáneas, micosis y dermatosis, estomatitis, gingivitis, periodontitis.

Tomillo marroquí *(Thymus satureioides)*. Consejo: En caso de artrosis o reumatismo, mezcla una cucharada sopera de un aceite vegetal con 2 o 3 gotas de tomillo marroquí y 2 o 3 gotas de aceite esencial de gaulteria *(Gaultheria procumbens)* y masajea la zona dolorida.

- ✔ **Parte destilada:** Sumidad florida.
- ✔ **Indicaciones:** Acné, llagas infectadas, parasitosis cutáneas y para regular y tonificar el sistema inmunológico. Astenia física, mental y sexual.

Verbena exótica o cubeba *(Litsea citrata o Litsea cubeba)*. Consejo: Por sus propiedades sedantes, no dudes en utilizar este aromático aceite esencial en un difusor de esencias o en fórmulas para un masaje relajante.
- ✔ **Parte destilada:** Fruto.
- ✔ **Indicaciones:** Acné, piel grasa, micosis. Ansiedad, insomnio, depresión, nerviosismo. Armoniza las emociones.

Ylang-ylang *(Cananga odorata)*. Consejo: 3 gotas de aceite vegetal de almendras *(Prunus amygdalus)* o avellana *(Corylus avellana)*, mezcladas con 2 gotas de ylang-ylang y aplicadas en el plexo solar o en la parte interna de los muñecas actuarán como relajante del sistema nervioso.
- ✔ **Parte destilada:** Flor.
- ✔ **Indicaciones:** Tonifica todo tipo de piel y cabello. Impotencia, frigidez, depresión, astenia sexual, estrés, insomnio.

Zanahoria *(Daucus carota)*. Consejo: El aceite de zanahoria es drenante y depurador. En caso de hiperpigmentación, añade 2 gotas de aceite esencial de zanahoria a tus mascarillas o lociones faciales.
- ✔ **Parte destilada:** Semilla.
- ✔ **Indicaciones:** Manchas de envejecimiento, arrugas, acné, cuperosis, varices, eccemas, psoriasis. Atenúa las ojeras, calma las inflamaciones y revitaliza la piel.

ACEITES VEGETALES
VÍRGENES ECOLÓGICOS

Los aceites vegetales vírgenes ecológicos (AVVE), extraídos por presión en frío de nueces, frutos o semillas oleaginosas, son un verdadero elixir para la piel; un tesoro totalmente natural que la hidrata y nutre en profundidad. A diferencia de los aceites vegetales refinados, la obtención de estos preciosos extractos lipídicos se hace exclusivamente por medios mecánicos, a fin de preservar los ácidos grasos esenciales, las vitaminas y los antioxidantes naturales. De la primera extracción se obtiene un jugo oleaginoso puro y virgen, que no ha sido sometido a ningún tipo de refinado. El certificado «biológico» o «ecológico» garantiza la procedencia de producciones agrícolas libres de pesticidas y químicos y permite seguir la trazabilidad del producto desde el campo hasta nuestra piel o la mesa.

Existen también plantas con una clara acción benéfica para la salud que no producen aceite al prensarlas. Para extraer sus propiedades se utiliza la maceración; un método muy antiguo que probablemente has visto practicar a tu abuela o a tu madre. En este caso, se habla de aceites macerados u oleatos; proceso que consiste en la maceración de la planta (flores, semillas, planta completa…) en un aceite vegetal base, como por ejemplo el de oliva o girasol vírgenes (ecológico o no) durante algunas semanas. Después, el contenido se filtra y se obtiene así un oleato enriquecido con los principios activos de la planta. Los aceites macerados se utilizan en cosmética del mismo modo que los AVVE, siendo un agente vehicular idóneo para los aceites esenciales y para la formulación de sinergias aromáticas más potentes y efectivas. Los más habituales e interesantes para uso externo son: Árnica *(Arnica montana)*, caléndula *(Calendula officinalis)*, hipérico *(Hypericum perforatum)*, y zanahoria *(Daucus carota)*.

Inicialmente quizá te resultará difícil renunciar a la textura de una crema convencional, pero no debería preocuparte la untuosidad de los AVVE o de los macerados, ya que por su pureza y calidad, tu piel los absorberá en pocos minutos.

Los AVVE pueden tomarse también por vía oral (una cucharada sopera al día es suficiente; sola o para aliñar en crudo, a excepción del aceite de coco virgen, que no pierde sus propiedades al cocinarlo).

Para uso externo, si deseas alimentar tu piel con materias primas de calidad suprema, puedes usarlos solos o mezclados con otros AVVE para aumentar su efectividad y aprovechar las diferentes propiedades de cada uno de ellos o, como he comentado, como agentes vehiculares de los aceites esenciales.

Los AVVE son:

- 100 por 100 naturales, libres de tóxicos y respetuosos con las personas y el medio ambiente.
- Indispensables para la salud y, en cosmética, un tesoro para la piel, uñas y cabello.
- Muy ricos en ácidos grasos esenciales (AGE), que regeneran la piel, previenen el envejecimiento prematuro y mejoran los problemas dermatológicos.
- Ideales para hidratar la delicada piel de bebés y niños.
- La mayoría se pueden tomar también por vía oral (para aliñar en crudo cualquier plato y cuidar nuestra piel también desde el interior).

- Ricos en vitaminas liposolubles con propiedades antioxidantes y *anti-aging*.
- Excelentes como base para diluir los aceites esenciales.
- Convienen a todo el mundo, excepto en aquellos casos particulares en que pueda haber algún tipo de intolerancia o alergia, como por ejemplo a los frutos secos.

Principales propiedades de los AVVE más habituales:

Aguacate *(Persea gratissima)*. Se obtiene por presión y tratamiento de la carne del fruto del aguacate. Tiene un factor natural de protección solar, es un excelente hidratante aplicado en mascarillas para los cabellos secos y sin vida y un espléndido aceite de belleza para cara y cuerpo, especialmente si tienes la piel fina, seca, deshidratada y con falta de tonicidad. El aceite de aguacate es especialmente rico en ácidos grasos omega 9 y ácido palmitoleico, que protege la membrana celular y, en menor proporción, en ácidos grasos omega 6, así como β-carotenos, vitamina E y polifenoles. Puedes utilizarlo para aliñar en crudo.

Almendra dulce *(Prunus amygdalus)*. Producido por presión del fruto del almendro, tiene propiedades calmantes e hidratantes. Es excelente para la delicada piel de los bebés y las embarazadas, así como para las pieles frágiles, irritadas o secas. Altamente lubricante y uno de los aceites vegetales de masaje corporal más empleados por su relación calidad-precio. Es rico en ácidos grasos omega 9 y omega 6. Si es virgen y ecológico es apto para consumo oral, aunque existen otros aceites vegetales más interesantes desde el punto de vista nutricional.

Argán *(Argania spinosa)*. Se obtiene por presión de las almendras de la nuez de argán; la perla del desierto, que las mujeres bereberes utilizan para proteger y revitalizar la piel y el cabello. Es un pequeño tesoro antienvejecimiento; un gran aliado de las pieles maduras, especialmente rico en la antioxidante vitamina E. Aconsejado también en caso de acné, cicatrices y estrías por su capacidad para reparar y restaurar la capa hidrolipídica de la piel. Contiene más de la mitad de ácidos grasos omega 9, un tercio de omega 6 y una pequeña parte de ácidos grasos saturados. Utilízalo en crudo para añadir a cremas de verduras frías o calientes, vegetales al vapor; para aliñar tus ensaladas, mojar pan integral…, ¡su sabor te encantará!

Árnica *(Arnica montana)*. Proviene de la maceración en un aceite vegetal virgen de las flores de árnica, que tradicionalmente han formado parte de productos farmacéuticos para tratar golpes o hematomas. Es un antiinflamatorio y analgésico suave. Mezclado con aceites esenciales sirve para tratar hematomas o lesiones producidas por la práctica deportiva. También puede aplicarse varias veces al día en quemaduras solares después de enfriar la zona con compresas frías. Su riqueza en ácidos grasos dependerá del aceite empleado durante la maceración. No es apto para el consumo oral.

Avellana *(Corylus avellana)*. Se obtiene por presión del fruto del avellano. Es un aceite neutro, suave y adecuado para toda la familia. Ideal como aceite base para masajes y para desmaquillar o mezclar con aceites esenciales. De fácil penetración, deja la piel satinada, suave y no grasa. Es rico en ácidos grasos omega 9 y omega 6 en menor cantidad. Contiene vitamina E y fitoesteroles con propiedades antioxidantes. Si es virgen y ecológico puedes utilizarlo para aliñar en crudo.

Borraja *(Borago officinalis)*. Se obtiene por presión de las semillas y flores de la borraja. Especialmente indicado para pieles maduras o deterioradas. Regenera, nutre, suaviza, alisa y tonifica la piel. Por su riqueza en vitamina E y β-carotenos es antioxidante. Utilízalo también para aliñar en crudo y beneficiarte de su aporte de ácidos grasos omega 6 y omega 9, en menor proporción.

Caléndula *(Calendula officinalis)*. De la maceración de las flores de la caléndula en un aceite vegetal virgen durante mínimo tres semanas, se obtiene un oleato maravilloso con propiedades antiinflamatorias, antipruriginosas y antialérgicas, que refuerzan la protección natural de la piel. ¡Es el aceite macerado más calmante! Ideal para el cuidado del bebé y las pieles sensibles o para apaciguar picores y escozores. Es rico en ésteres de faradiol con capacidad antiinflamatoria, así como carotenoides y flavonoides. El contenido de ácidos grasos dependerá del aceite vegetal empleado durante la maceración. Se puede tomar también vía oral, pero tiene poco interés a nivel nutricional.

Calófilo *(Calophyllum inophyllum)*. Se obtiene por presión de la almendra del fruto del calófilo, un árbol que crece principalmente en Madagascar. De color amarillo, ligeramente verdoso, el aceite vegetal de calófilo tiene un olor característico que no gusta a todos. Es un gran aliado en caso de mala circulación y problemas de cicatrización, así como un excelente tónico y protector de los capilares sanguíneos. Muy útil en drenaje linfático y en caso de rigidez y tensión muscular, especialmente si se mezcla con aceites esenciales. Activo para tratar las arrugas y reductor de estrías. Además de los ácidos grasos omega 6 y omega 9, es rico en ácido calofílico y inofilina, que favorecen la cicatrización y la circulación sanguínea. Se solidifica por debajo de 14 °C, aunque este aspecto no afecta a su calidad. Si es virgen y ecológico y el sabor no te desagrada, lo puedes utilizar para aliñar en crudo cualquier plato.

Cártamo *(Carthamus tinctorius).* El aceite se obtiene de la semilla de esta planta oleaginosa que pertenece a la familia de las asteráceas. Es rico en ácidos grasos omega 6 y omega 9, así como en vitamina E y β-carotenos. Regula los niveles de colesterol en sangre y previene la salud cardiovascular. Aplicado en mascarillas capilares reestructura los cabellos deteriorados, y por sus propiedades antioxidantes, está indicado en la hidratación y prevención del envejecimiento prematuro, aportando suavidad y tonicidad a la piel. Si es virgen y ecológico puedes utilizarlo para aliñar en crudo cualquier plato.

Chía *(Salvia hispanica).* La utilización y el cultivo de la chía en el valle de México se remonta alrededor del 3500 a. C. Los aztecas la empleaban a nivel nutricional, medicinal y cosmético y los mayas ofrecían las semillas de chía a los dioses como agradecimiento por las cosechas. La semilla de chía y su aceite contiene más del 60 por 100 de ácidos grasos omega 3 y, en menor cantidad omega 6, así como fitoesteroles y vitamina E. Se aconseja en pieles maduras, secas, irritadas o sensibles por su capacidad emoliente y antiinflamatoria. Si es virgen y ecológico puedes utilizarlo para aliñar en crudo cualquier plato.

Chufa *(Cyperus esculentus)*. Se obtiene por presión de los tubérculos comestibles de la planta, cultivada desde hace milenios en el Mediterráneo. El aceite de chufa es rico en ácido oléico (omega 9), así como en fósforo y potasio. Goza de propiedades antioxidantes y *anti-aging* por su riqueza en vitamina E y provitamina A. Limita la pilosidad, es emoliente y regenerante. Indicado para el tratamiento de pieles secas, maduras con eccemas o dermatitis. De sabor suave, puedes consumirlo en crudo para aliñar cualquiera de tus recetas.

Coco *(Cocos nucifera L.)*. Se extrae de la pulpa fresca y madura del coco. Es rico en ácidos grasos, especialmente láurico, con propiedades antibacterianas, antifúngicas y antiinflamatorias. Aplicado en mascarillas capilares deja el cabello brillante y suave. Es un aceite vegetal excelente para hidratar cara y cuerpo de niños y adultos. Previene el envejecimiento prematuro y mejora los trastornos dermatológicos (atopia, psoriasis...). Ideal también para la higiene bucal, para prevenir caries y tratar inflamaciones de las encías. Es termoestable y, a diferencia de los otros aceites vegetales vírgenes, no pierde sus propiedades al calentarlo; ideal para preparar recetas saludables con un toque exótico.

Comino negro *(Nigella sativa)*. De sabor especiado, esta joya vegetal se obtiene por presión de la semilla del comino negro. Empleado tradicionalmente en Oriente Medio y África en la elaboración de productos para el cuidado de la piel y considerado por la medicina ayurveda un auténtico medicamento, la investigación científica reciente le atribuye un poder farmacológico impresionante por su capacidad inmunoestimulante, cicatrizante y antioxidante, muy especialmente por la presencia del fitoquímico timoquinona. Es rico en ácidos grasos omega 6 y omega 9 y se aconseja en caso de acné, herpes zóster o psoriasis, así como en pieles secas, irritadas, agrietadas o envejecidas. En sinergia con los aceites esenciales, estimula el crecimiento del cabello y previene su caída. Consúmelo en crudo, solo o para aderezar cualquier plato.

Espino amarillo *(Hippophae rhamnoides).* Rico en vitaminas C, E, β-carotenos y ácidos grasos omega 3, omega 6, omega 9 y, muy especialmente, omega 7. Es un potente antioxidante y *anti-aging* natural, especialmente indicado para pieles maduras, arrugadas, secas o desvitalizadas, así como para pieles sensibles e irritadas o con manchas cutáneas, quemaduras solares o acné. Es denso, muy amarillo y puede manchar la ropa. Para evitarlo, lo más adecuado es la aplicación nocturna o cuando estés tranquilamente en casa. Mézclalo con otros aceites vegetales vírgenes, para aumentar la sinergia.

Germen de trigo *(Triticum vulgare).* Por presión del germen de trigo se obtiene un aceite espeso, de sabor potente que no gusta a todos; rico en ácidos grasos omega 6 y omega 9, carotenoides y vitaminas liposolubles, especialmente la antioxidante vitamina E, que regenera la piel y previene la envejecimiento prematuro. Indispensable para pieles secas, descamadas, maduras o con falta de tonicidad. Lo puedes utilizar solo o mezclado con otros aceites vegetales vírgenes más ligeros, como el de almendras, jojoba o avellanas, que facilitarán su absorción. Interesante complemento alimenticio en embarazo y lactancia. Se aconseja también en la prevención y tratamiento de estrías, aplicado mañana y noche. Utilízalo para aliñar en crudo cualquiera de tus recetas. Una vez abierto, es mejor mantenerlo refrigerado.

Girasol *(Helianthus annuus)*. Se extrae por presión en frío de las semillas del girasol. Es rico en ácidos grasos omega 6 y omega 9 y vitamina E que nos protege, entre otras cosas, de la acción de los radicales libres. A nivel cosmético, puedes incluirlo en la formulación de cualquier mezcla con aceites esenciales. Si pruebas el aceite de girasol virgen te sorprenderá su exquisito sabor a pipas.

Hipérico *(Hypericum perforatum)*. De la maceración de las sumidades floridas del hipérico, se obtiene un aceite de color rojizo empleado desde la antigüedad. Contiene fitoesteroles con propiedades cicatrizantes, antiinflamatorias, descongestivas y analgésicas. Es calmante y regenerante de la piel en caso de irritación, enrojecimiento, fragilidad o quemaduras solares. En masaje actúa como descongestionante venoso. Su contenido en ácidos grasos variará en función del aceite empleado durante la maceración. La hiperforina y la hipericina del aceite de hipérico son fotosensibilizantes. No te expongas al sol hasta pasadas 24 horas de su aplicación.

Jojoba *(Simmondsia chinensis)*. Se obtiene por presión de las semillas de jojoba. Es una cera vegetal líquida que se solidifica por debajo de los 14 °C. Conviene a todo tipo de piel; equilibra el pH y está especialmente aconsejado para pieles acnéicas, grasas o mixtas. Penetra con facilidad y confiere un aspecto satinado a la piel, sin engrasarla. Considerado el «oro de los incas», que lo utilizaban para protegerse del sol, puedes emplearlo como desmaquillante, también en lociones faciales y corporales; para después del afeitado o en mascarillas capilares tanto para cabellos secos como grasos. Contiene más del 80 por 100 de ácidos grasos monoinsaturados, principalmente erúcico y gadoleico, con propiedades hidratantes. Mézclalo con otros aceites vegetales y aceites esenciales para aumentar la sinergia. Sólo para uso externo. No utilizar en embarazo, lactancia o niños menores de 3 años.

Macadamia *(Macadamia integrifolia)*. Se obtiene por presión de la nuez de macadamia. De sabor delicadamente perfumado y suave, a nivel cosmético tiene aplicaciones similares al aceite vegetal de almendras dulces. Rico en ácido oleico (omega 9), ácido palmitoleico (omega 7) y omega 6 en menor proporción. Ideal como soporte de los aceites esenciales, nutre, regenera y penetra con facilidad en piel, pelo y uñas. En masaje es aromático, hidratante y de fácil absorción. Excelente como desmaquillante. Si es virgen y ecológico, pruébalo en crudo para aromatizar tus ensaladas con un delicioso toque a nuez.

Nuez de albaricoque *(Prunus armeniaca)*. Polivalente, neutro, de fácil penetración y adecuado para todo tipo de piel, incluso la de los bebés, este aceite vegetal se obtiene por presión de la nuez de albaricoque. Es suavizante, nutritivo, revitalizante e hidratante; muy rico en β-caroteno, vitamina E, ácidos grasos omega 9 y, en menor proporción, omega 6. Constituye una buena base para diluir los aceites esenciales o para hidratar la piel de toda la familia después de la ducha o de la exposición al sol. Es hipoalergénico (riesgo bajo o nulo de provocar cualquier tipo de alergia), por lo que resulta ideal en caso de pieles sensibles y como desmaquillante de cara, ojos y boca. Si es virgen y ecológico es apto para consumo oral, aunque hay otros aceites vegetales más interesantes desde el punto de vista nutricional.

Oliva *(Olea europaea).* El cosmético de nuestras abuelas que se extrae del fruto del olivo. Ingrediente estrella de la cocina mediterránea, el aceite de oliva virgen es rico en grasas monoinsaturadas, principalmente ácido oleico (omega 9), vitamina E y polifenoles con propiedades antioxidantes. Hidrata, tonifica y reafirma la piel. Tradicionalmente forma parte de muchos cosméticos naturales. Puedes aplicarlo en cara, cuerpo y cabello, por sus propiedades nutritivas, regenerantes y antioxidantes. ¡Un comodín que siempre tenemos en la despensa!

Onagra *(Oenothera biennis).* Se obtiene por presión de las semillas de onagra, conocida también como prímula. Ideal a partir de los 40 años o antes, en caso de piel seca, castigada o prematuramente envejecida. Es rico en ácidos grasos monoinsaturados omega 6, especialmente gamma-linolénico, así como omega 9, en menor proporción. El aceite virgen de onagra se aconseja en caso de desequilibrio hormonal, psoriasis o eccemas. Úsalo para hidratar cara, cuerpo, uñas y cabellos, solo o en sinergia con otros aceites vegetales y aceites esenciales vírgenes. Apto para uso oral en crudo si es ecológico. Una vez abierto, deberías consumirlo en un plazo máximo de 3 meses.

Ricino *(Ricinus communis).* Se obtiene por presión en frío de las semillas de la planta. Desde siempre se ha utilizado el aceite de ricino para nutrir y cuidar las pestañas y las cejas o endurecer las uñas. Es rico en ácido ricinoleico (85-92 por 100). Se recomienda para tratamientos capilares en caso de caída del cabello, así como en sueros faciales y corporales o para tratar manchas de la edad o hiperpigmentación, mezclado con otros aceites vegetales y esenciales. **Contiene ricina, una glicoproteína con propiedades purgantes, por lo que su uso a nivel interno está restringido a situaciones concretas y puntuales.**

Rosa mosqueta *(Rosa rubiginosa)*. Por presión en frío de las semillas de la *Rosa rubiginosa* se extrae este maravilloso alimento para el cuerpo y para la piel. El aceite de rosa mosqueta es un aceite vegetal y, por tanto, no debe confundirse con el aceite esencial de rosa *(Rosa damascena)*. Es el antiedad por excelencia, que retrasa la aparición de las marcas del tiempo en nuestra piel y, aparte del aceite vegetal de chía, es uno de los pocos aceites vegetales ricos en ácidos grasos omega 3 (33 por 100), además de ácidos grasos omega 9 y omega 6, vitamina E y β-carotenos. Promueve una verdadera regeneración celular y tiene un efecto *lifting* si es puro y ecológico (hay muchas adulteraciones). Se puede aplicar solo, para tratamientos específicos (manchas, cicatrices, quemaduras...) o mezclarlo con otros aceites vegetales y aceites esenciales, para conseguir una fórmula de acción más profunda. Si te maquillas, aplícatelo quince minutos antes del maquillaje. Aunque se absorbe con facilidad, ten cuidado porque puede manchar la ropa. Muy interesante para aliñar en crudo por sus magníficas propiedades.

Semillas de granada *(Punica granatum)*. Es un aceite pegajoso muy rico en vitamina E y ácidos grasos, especialmente omega 5 (ácido punícico) y también omega 6 y omega 9, que se obtiene de las semillas de la granada; fruto del árbol *Punica granatum*. En cosmética se utiliza como un ingrediente activo en combinación con otros aceites vegetales. Aconsejado como regenerante celular, para tratar manchas de la edad, hiperpigmentación, quemaduras solares, psoriasis, eccemas, piel madura, seca y estresada. Se comercializa en frascos muy pequeños y a nivel oral sólo se utiliza como suplemento dietético.

Sésamo *(Sesamum indicum)*. El aceite de sésamo tibio es una maravilla para masajear el cuerpo y el cuero cabelludo. Se obtiene a partir de las semillas del *Sesamum indicum*, planta originaria de África y la India, empleada desde hace milenios por la medicina ayurveda y en la gastronomía índia. El aceite de sésamo es rico ácidos grasos omega 6 y omega 9, minerales como el calcio, fósforo o magnesio y vitaminas liposolubles. Gran regenerante, suavizante e hidratante para pieles mixtas o secas y de interesante aplicación en caso de quemaduras, eccemas o psoriasis. Es antioxidante y un protector solar ligero. Si es virgen y ecológico puedes emplearlo también en la cocina.

Zanahoria *(Daucus carota)*. De la maceración de las raíces de la zanahoria, se obtiene un aceite vegetal anaranjado y de fácil absorción que iluminará tu rostro. Indispensable a nivel externo para preparar la piel antes de tomar el sol o como base de fórmulas para después de la exposición solar. Es muy rico en principios antioxidantes como el β-caroteno, que protege la piel de los efectos de los radicales libres. Esencial en fórmulas antienvejecimiento, en pieles sin tonicidad y en caso acné. El contenido en ácidos grasos variará en función del aceite vegetal empleado durante la maceración. Si se ha macerado en un aceite vegetal virgen ecológico, es apto para uso oral, solo o para aliñar en crudo, especialmente para preparar a nivel interno la piel antes del verano.

AGUA DE MAR

«El agua de mar cura todos los males del hombre», sentenciaba Eurípides en el siglo V a. C. El conocimiento que tenemos actualmente sobre las propiedades medicinales del agua de mar, sin embargo, se sitúa a finales del siglo XIX de la mano del investigador francés René Quinton, que demostró la analogía fisiológica entre el agua de mar y el medio vital de los vertebrados.

El agua de mar no es sólo agua salada; contiene la inmensa mayoría de los elementos de la tabla periódica en su forma orgánica y biodisponible. Tiene una composición similar al líquido extracelular del organismo y sus propiedades para la salud son actualmente indiscutibles.

Un baño de agua de mar o de agua con sal marina, si vivimos lejos del mar, facilita la relajación muscular, favorece la eliminación de toxinas del organismo, equilibra el pH, mejora la circulación sanguínea, revitaliza y oxigena los tejidos y retrasa el envejecimiento. Como colutorio desinflama las encías, previene las caries y el mal aliento y desinfecta la cavidad bucal. En aplicaciones tópicas resulta un excelente nutriente cargado de minerales y oligoelementos que mejora los eccemas, la psoriasis, la piel atópica… A nivel capilar va bien para la caspa, la grasa o las irritaciones del cuero cabelludo y aporta volumen los cabellos finos.

ALGAS

Los usos culinarios y terapéuticos de las algas se conocen en los países asiáticos desde la antigüedad. La medicina tradicional china las ha empleado desde tiempo inmemorial para eliminar estancamientos en el organismo, mejorar el metabolismo, alcalinizar la sangre o estimular la energía de los diferentes órganos. No obstante, su consumo no es exclusivo de Oriente; las poblaciones de los cinco continentes han consumido algas, principalmente marinas.

Las algas siguen sus ciclos naturales sin necesidad de siembras, injertos o tratamientos con abonos químicos o pesticidas. Actualmente se conocen miles de especies diferentes, pero no todas son aptas para uso alimenticio y sólo un reducido número se utiliza para el consumo humano o con fines medicinales o cosméticos.

Las verduras del mar son mucho más que la envoltura del *sushi*. Constituyen un amplio grupo de organismos de los que se han aislado una extensa gama de compuestos con una serie de actividades específicas, principalmente desintoxicantes, antibacterianas, antifúngicas, antivirales o antitumorales.

La importancia de las algas, ya sean de agua dulce o salada, como fuente de ingredientes funcionales con valiosos efectos beneficiosos para la salud está ampliamente reconocida. Estudios recientes se han centrado en las estructuras químicas, propiedades físicas y bioquímicas y aplicaciones biotecnológicas de sustancias bioactivas derivadas de estos organismos, principalmente de los pigmentos naturales que contienen y de sus aplicaciones en alimentación, productos farmacéuticos y cosmecéuticos.

En los cosméticos podemos encontrar extractos de algas, bien como agentes activos o como gelificantes para aportar textura. Gracias a su composición, las algas estimulan el crecimiento celular, aportan nutrientes beneficiosos para la piel, tienen propiedades tonificantes, hidratantes, depurativas, suavizantes y antioxidantes; como la wakame *(Undaria pinnatifida)*, alga marina imprescindible en la elaboración de la sopa de miso; rica en vitaminas, minerales y oligoelementos con capacidad para estimular la regeneración celular y favorecer la elasticidad de la piel, o la espirulina *(Spirulina maxima)*, un alga de agua dulce que rejuvenece, aporta flexibilidad y tonicidad al cutis y estimula la producción de colágeno. Es también rica en vitaminas y compuestos antioxidantes activos como el β-caroteno o minerales como el hierro, zinc, calcio, fósforo, selenio, magnesio o manganeso.

En cataplasmas o mascarillas, es útil en el tratamiento o prevención de las estrías, dermatitis seborreica o caída del cabello.

ALOE VERA

El aloe vera *(Aloe barbadensis)* es una planta perenne de la familia de las liliáceas, conocida también como sábila, empleada en alimentación, medicina y estética desde tiempo inmemorial. Su origen se sitúa en África, aunque el cultivo de la planta se extendió por todo el Mediterráneo y Asia. Según la historia, durante la época del descubrimiento de América, España ya tenía plantaciones de aloe, probablemente herencia de la invasión musulmana, y fue Cristóbal Colón, que lo utilizaba como medicamento para la tripulación, quién lo introdujo en el continente americano.

Dentro del género de los aloes encontramos más de tres-cientas especies. El *Aloe barbadensis*, una de las variedades más conocidas, se puede cultivar fácilmente en casa, siem-pre y cuando se den las condiciones idóneas. A nivel interno contiene gran cantidad de agentes curativos con propiedades antiinflamatorias, emolientes, cicatrizantes, analgésicas o to-nificantes de la mucosa intestinal. El aloe es también rico en aminoácidos, enzimas, polisacáridos, minerales, fitoesteroles, mucílagos, β-carotenos, vitaminas E, C y grupo B.

En cosmética, favorece la regeneración celular de la piel y estimula la síntesis de colágeno y elastina. Tiene una ac-ción antiinflamatoria, bactericida, hidratante, ligeramente astringente y acelera la curación de heridas. Es tonificante y dermoprotector, refuerza la barrera natural hidrolipídica de la epidermis y previene la deshidratación provocada por el viento o el sol. Su aplicación en herpes, psoriasis, irritaciones, eccemas, acné, rozaduras..., resulta muy efectiva.

Puedes emplear el gel de aloe como un ingrediente más en la elaboración de mascarillas, cremas y lociones para regenerar la piel y tratar irritaciones cutáneas, picaduras de insectos, es-trías, cicatrices, quemaduras solares o de cualquier otro tipo; en masajes en el cuero cabelludo para eliminar la caspa o en la prevención de arrugas. Ideal para después del afeitado o la de-pilación, solo o mezclado con algún aceite esencial o vegetal. Utilízalo también en caso de problemas dermatológicos de tu mascota para prevenir el rascado y acelerar la cicatrización de posibles pequeñas heridas.

AMAROLI

El origen del *amaroli* (curación por la orina) se sitúa en la India. Un antiguo texto sagrado de más de 5000 años de antigüedad, el *Damar Tantra*, habla de *Shivambu Kalpa Vidhi* (beber orina para rejuvenecer) y registra, quizá por primera vez, la aproximación diagnóstica y terapéutica de este fluido corporal que la medicina ayurveda ha utilizado desde tiempo inmemorial.

El interés por la orina y sus propiedades médicas, fisiológicas, terapéuticas, esotéricas y alquímicas ha sido documentado en diferentes culturas y tradiciones en todo el mundo a lo largo de la historia de la humanidad. Nunca se le ha considerado un producto de desecho del organismo, sino una herramienta para el tratamiento y diagnóstico de numerosas patologías, refiriéndose a él como «oro de la sangre» o «el elixir de la larga vida», para reflejar su valor terapéutico. Todos, sin excepción, bebimos orina durante los nueve meses en el vientre de nuestra madre, y lo que en aquel momento era una necesidad vital, ahora lo consideramos una práctica sucia e insalubre. Si hablamos con personas mayores de campo, con toda seguridad nos confirmarán que las cataplasmas de barro con orina se han empleado tradicionalmente para aliviar el dolor de las picaduras de abeja o que los sabañones en los dedos o en las orejas se curaban en invierno aplicando orina fresca por vía tópica en la zona a tratar, dos o tres veces por día. Actualmente, millones de personas en todo el mundo practican la urinoterapia, ya sea por vía tópica (masajes, envolturas o compresas) o por vía oral (inhalada, en enemas, gotas para los ojos o los oídos, ayunos, inyectada o gargarizada). Hay que recordar que la urea es uno de los principales componentes de la orina que la industria farmacéutica utiliza en la fabricación de una gran variedad de productos dermatológicos para tratar dermatitis, eccemas, sequedad, etc. La orina fresca, gratuita y siempre disponible, además de urea y un 95 por 100 de agua, contiene minerales, vitaminas, enzimas, aminoácidos, proteínas, carbohidratos, hormonas…

Si seguimos una dieta limpia y saludable, no estamos atiborrados de químicos, alcohol, nicotina o *pseudoalimentos*, la orina fresca es limpia, estéril e inodora, una vez la piel la ha absorbido. A pesar del posible rechazo inicial, si te animas a probar por vía tópica el cosmético que tu propio cuerpo fabrica y te regala, podrás observar los resultados al cabo de unas semanas.

ARCILLAS

Desde la Prehistoria, el hombre ha utilizado la arcilla con fines terapéuticos. Hay científicos que creen que el *Homo erectus* y el *Homo neanderthalensis* empleaban distintos tipos de barro mezclados con agua para curar heridas, calmar irritaciones o limpiar la piel, posiblemente por imitación de los animales que utilizan instintivamente minerales con la misma finalidad.

Las placas de arcilla de Nippur en Mesopotamia, fechadas alrededor del 2500 a.C., contienen una referencia a la utilización de la arcilla con fines terapéuticos, incluyendo el tratamiento de heridas y el control de hemorragias. En el antiguo Egipto, los médicos de los faraones usaban arcillas solas o mezcladas con otros minerales para curar heridas y como agentes antiinflamatorios o conservantes durante el proceso de momificación. El papiro de Ebers, fechado alrededor del 1550 a. C., un importante texto médico del antiguo Egipto, habla del barro para tratar un amplio abanico de enfermedades. Según la historia, Cleopatra (69-30 a. C.), reina de Egipto, empleaba barro del mar Muerto con fines cosméticos. El médico griego Galeno, en el siglo II describía las propiedades medicinales de los lodos y usaba la arcilla para tratar lesiones, heridas purulentas, inflamaciones...

Más tarde, el veneciano Marco Polo relataba que en sus viajes había observado cómo los peregrinos musulmanes se curaban comiendo «tierra de color rosa». Esta práctica, con fines terapéuticos o incluso para aliviar el hambre, todavía está vigente en ciertos países y comunidades. En los siglos XIX y XX, médicos como Sebastian Kneipp (1821-1897), Louis Kuhne (1835-1901) o Raymond Dextreit (1908-2001) entre otros, fueron grandes defensores de la arcilla, la hidroterapia y la nutrición como herramientas para reencontrar el equilibrio y favorecer el proceso natural de curación del organismo.

El consejo es adquirir siempre arcilla seca de la mejor calidad para elaborar tus propias mezclas. Si antes de usarla la expones unos minutos a los rayos del sol, reforzarás sus cualidades. También puedes comprarla preparada, a punto de utilizar, pero puede haber perdido parte de sus propiedades; resérvala para cuando estés de viaje o de vacaciones.

En el mercado encontrarás diferentes tipos de arcilla: blanca, verde, roja, amarilla, negra... En general todas tienen un suave efecto exfoliante, ayudan a prevenir el envejecimiento y la flacidez prematura de la piel y regulan el exceso de grasa. Gozan también de propiedades antiinflamatorias, desintoxicantes, calmantes, depurativas, estimulantes del sistema circulatorio y linfático y regeneran los tejidos. Sin embargo, presentan algunas diferencias, en función de lo que quieras tratar. A continuación encontrarás las de uso más habitual y sus principales propiedades a nivel cosmético o para la higiene personal.

Arcilla amarilla

- Rica en óxido de hierro, sílice y potasio.
- Cicatrizante, alivia el prurito en la piel.
- En mascarillas, tonifica el cuero cabelludo.
- Útil en el tratamiento de eccemas y herpes.
- Aconsejada en pieles frágiles, mixtas y grasas; ayuda a cerrar los poros.
- Aumenta la elasticidad y suavidad de la piel y previene los signos de envejecimiento prematuro.
- En parches o mascarillas se aconseja para tratar la celulitis.

Arcilla blanca o caolín

- Especialmente rica en calcio, magnesio, silicio y zinc.
- Es la más pura y se puede emplear también para uso interno, siempre y cuando sea de una calidad excelente y en el frasco se indique claramente que es apta para este fin.
- Es antibacteriana y cicatrizante.
- Vasoconstrictora; ideal para piernas cansadas y varices en forma de cataplasmas.
- En enjuagues, diluida en agua o en sustitución del dentífrico, limpia la cavidad bucodental y previene gingivi-

tis, estomatitis o flemones. Mezclada previamente con agua y gargarizada, alivia el dolor de garganta.

- En mascarillas es purificante, exfoliante y previene la aparición de arrugas prematuras en pieles secas y sensibles.
- Ideal para los tratamientos rejuvenecedores del cutis con efecto tensor (*lifting* natural) y estimulador de la regeneración celular.
- Se puede aplicar en mascarillas para el pelo en caso de alopecia o seborrea.
- Indicada en el tratamiento de psoriasis, cicatrices queloides, quemaduras, eccemas, dermatitis, cloasma gravídico (manchas del embarazo), cuperosis (dilatación de los vasos capilares de la cara), léntigo solar (hiperpigmentación de la piel), etc.

Arcilla *Ghassoul*

- De las montañas del Atlas, la población marroquí la ha empleado desde tiempo inmemorial, por su riqueza en silicio, óxido de magnesio, potasio, sodio, calcio y hierro, entre otros.
- Dermoprotectora e hipoalergénica; indicada para limpiar todo tipo de piel, especialmente las sensibles o en caso de alergias cutáneas o psoriasis.
- De gran poder desintoxicante, favorece la eliminación de células muertas e impurezas. La puedes utilizar hasta tres veces por semana en mascarillas faciales, corporales o capilares.
- Acumula gran cantidad de detritus orgánicos vegetales que le aportan propiedades jabonosas. Limpia sin

eliminar el manto protector de la piel y se recomienda para la higiene personal.

- Como champú, deja el cabello brillante y con volumen. Elimina la caspa y regula la grasa capilar.

Arcilla roja

- Su composición es similar a la arcilla verde, pero con más contenido de óxido de hierro, que le confiere el color rojo, además de silicato de aluminio, silicio y magnesio.
- Es astringente y muy cicatrizante.
- Indicada en trastornos circulatorios, especialmente en caso de varices. Estimula la circulación sanguínea y linfática, aportando más calor que la arcilla blanca o verde.
- Absorbente y drenante de toxinas e impurezas de los tejidos.
- Se reseca menos que la arcilla verde, aconsejándose en pieles sensibles, delicadas y mixtas.
- Las pieles acnéicas se beneficiarán de sus propiedades depurativas, ya que ayuda a eliminar puntos negros y espinillas.
- En parches o mascarillas es útil para el tratamiento de la celulitis.
- Como exfoliante natural, tonifica y aporta vitalidad a la piel, limpiándola y favoreciendo la regeneración celular.
- Recomendada en el tratamiento de psoriasis, prurito, forúnculos o cuperosis.
- En mascarillas capilares regula el exceso de sebo.

Arcilla verde

- Es una de las arcillas más utilizadas en cosmética, rica en óxido de hierro, magnesio, silicio, aluminio y potasio, entre otros.
- Es antiséptica, antibacteriana, depurativa, cicatrizante, absorbente, drenante, antiinflamatoria, remineralizante, revitalizante y reequilibrante.
- Indicada en caso de pieles acnéicas, mixtas o grasas y recomendada también en pieles cansadas y envejecidas.
- Ayuda a eliminar las impurezas, limpiar los poros y purificar la piel.
- Tiene un efecto relajante de la piel y le aporta elasticidad y frescura.
- En parches o mascarillas se aconseja en el tratamiento de celulitis, cicatrices queloides, estrías o eccemas.

BICARBONATO SÓDICO

El carbonato de sodio o carbonato sódico se ha utilizado ampliamente a lo largo de la historia, aunque la forma de conseguirlo ha variado a través del tiempo. En el antiguo Egipto se utilizaba el natrón, una sal natural que se encuentra en forma de depósitos, principalmente en la orilla y lechos de muchos lagos de alta concentración salina de zonas áridas. Químicamente su principal componente es el carbonato de sodio, aunque puede contener también bicarbonato de sodio y, en menor proporción, cloruro de sodio y sulfato de sodio.

Los egipcios obtenían el natrón los lagos secos de la región del río Nilo cerca de Alejandría. Lo utilizaban como producto de aseo personal y del hogar, para secar y conservar alimentos, como insecticida y antiséptico o para fabricar un tipo de jabón mezclado con aceite. Pero la utilización estrella del natrón en el antiguo Egipto era para el embalsamamiento, gracias a las propiedades deshidratantes y desinfectantes de este mineral que, más tarde, los egipcios emplearon también en el proceso de fabricación de cerámica vítrea. Actualmente, el natrón todavía se extrae de algunos lagos de África, Canadá y EE. UU.

Los romanos obtenían el natrón calcinando plantas marinas; método que se mantuvo hasta finales del siglo XVIII, cuando en 1789 el químico francés Nicolas Leblanc (1742-1806) presentó a concurso, en la Académie des Sciences, un proyecto para la fabricación de carbonato de sodio a partir de sal marina. Leblanc fue el ganador del premio y en 1791 consiguió una patente para su fabricación. El proceso Leblanc, altamente contaminante, se utilizó hasta finales del siglo XIX, quedando desplazado por la aportación del químico y filántropo belga Ernest Solvay (1838-1922), que en 1861 obtuvo su primera patente al descubrir una alternativa sencilla, económica y menos contaminante para producirlo a nivel industrial, utilizando, como Leblanc, sal común (cloruro de sodio) y piedra caliza (carbonato de calcio), pero sustituyendo el extremadamente corrosivo ácido sulfúrico por amoníaco, que se reciclaba dentro de la misma fábrica y se empleaba de nuevo.

El bicarbonato sódico que conocemos hoy en día todavía se puede extraer de yacimientos naturales pero, en general, se obtiene mediante el método Solvay. Es un compuesto alcalino, con capacidad para regular y estabilizar el pH, inodoro, sólido, muy soluble en agua y cristalino. No es tóxico ni para la salud ni para el medio ambiente y es biodegradable. Es un producto económico al alcance de todos, con un amplio abanico de aplicaciones para la salud, el hogar, la cocina o en cosmética e higiene natural (dentífricos, exfoliantes para la piel, desodorantes, champús…).

ESPECIAS Y SEMILLAS

Del latín *species*, singulares ingredientes que trasladan nuestros sentidos a recónditos paisajes y culturas, las especias han tenido un uso ritual desde la antigüedad y sus cualidades místicas, aromáticas y terapéuticas, han sido objeto de comercio, motivo de guerras, inspiración para la poesía… Valiosas para el hombre desde tiempo inmemorial, a lo largo de la historia de la humanidad prácticamente todas las culturas han utilizado especias y plantas aromáticas para condimentar y aportar sabor a los platos, mejorar la digestión, conservar o hacer más comestibles determinados alimentos, fermentar bebidas caseras, elaborar productos cosméticos, ungüentos y brebajes o con fines medicinales, especialmente por parte de las medicinas tradicional china y ayurveda en la India.

3500 años a. C., los egipcios utilizaban especias para condimentar los alimentos, embalsamar a los muertos o preparar cosméticos y lociones. En la antigua China, según la leyenda, el emperador Shen Nung, clasificó 365 hierbas medicinales en el Pen T'sao Ching, considerado el texto más antiguo de farmacopea herbal china. La nuez moscada y el clavo llegaron a China desde las islas Molucas y, según relata la historia, los cortesanos masticaban clavo para tener un aliento agradable cuando se dirigían al emperador. En el papiro de Ebers, redactado en el antiguo Egipto en el 1550 a. C., se describe con precisión la cirugía y medicina de la época y se detalla una extensa gama de tratamientos a base de hierbas y especias, muchas de las cuales usamos todavía en nuestra cocina diaria.

Aparte de emplearlas de forma habitual para aromatizar cualquier plato y aprovechar sus contrastadas propiedades terapéuticas, también puedes utilizar algunas de estas pequeñas joyas para enriquecer y potenciar el efecto de tus fórmulas cosméticas caseras:

Alholva o fenogreco *(Trigonella foenum-graecum)*. Especia rica en provitamina A y vitaminas C, D y grupo B, así como hierro y potasio. Una vez molida, es útil en tratamientos capilares en forma de mascarillas, en caso de cabellos finos o deteriorados, con caspa, sequedad, dermatitis seborreica o para detener su caída. Para la piel en forma de cataplasmas, la alholva es antiinflamatoria y antiséptica.

Anís estrellado *(Illicium verum)*. Fruto en forma de estrella del *Illicium verum*, un árbol perenne originario del sureste de China, país donde se ha utilizado desde tiempo inmemorial tanto a nivel culinario como medicinal por parte de la medicina tradicional china. Es carminativo, digestivo y previene las putrefacciones intestinales. Por sus propiedades antibacterianas, el polvo de esta aromática semilla puede incorporarse a dentífricos o desodorantes naturales.

Canela de Ceilán *(Cinnamomum verum o zeylanicum)*. Especia aromática y deliciosa, indispensable en gastronomía. Es afrodisíaca, antibacteriana, estimula el sistema inmunitario y regula los niveles de azúcar en sangre. A nivel cosmético favorece la pérdida de peso, tiene un efecto hiperemiante (aumenta la irrigación sanguínea) y mejora la celulitis.

Comino *(Cuminum cyminum).* Semilla empleada en todas las culturas mediterráneas a lo largo de la historia, tanto por sus propiedades aromáticas como medicinales, especialmente digestivas y carminativas. La higiene bucodental mejora con las propiedades antimicrobianas y preventivas de caries, mal aliento y gingivitis del comino en polvo.

Cúrcuma *(Curcuma longa).* Rizoma de la familia de las zingiberáceas, conocida también como azafrán de la India. La cúrcuma es rica en curcumina, polifenol con numerosas propiedades terapéuticas y responsable de su característico color amarillo-anaranjado, así como en minerales (calcio, hierro, magnesio, fósforo, potasio, sodio o zinc), vitaminas (C, E, K y grupo B) y tetrahidrocurcuminoide (THC), uno de los principios activos del rizoma con propiedades antioxidantes que previene el envejecimiento cutáneo prematuro y mejora las manchas de la edad. Interesante incluirla en mascarillas en caso de acné por sus propiedades antisépticas, bactericidas y depurativas. Equilibra las secreciones sebáceas de la piel, siendo útil tanto para pieles secas como grasas. Ideal para la higiene bucodental, ya sea para lavar los dientes como para tratar inflamaciones de las encías o aftas bucales.

Hinojo *(Foeniculum vulgare).* Especie utilizada tradicionalmente en una amplia gama de dolencias relacionadas con el aparato digestivo, endocrino, reproductivo y respiratorio y como galactógeno para las madres lactantes (estimula la producción de leche). Las semillas son ricas en flavonoides, con capacidad antioxidante, así como en vitaminas C, E y provitamina A y minerales como el hierro, manganeso, zinc, calcio, magnesio, cobre, selenio o potasio. Por su aroma anisado, la semilla molida es ideal para añadir a dentífricos y desodorantes.

Lino *(Linum usitatissimum)*. Planta herbácea de la familia de las liliáceas. El tallo se utiliza para confeccionar tejidos y de la semilla, llamada también linaza, se extraen la harina y el aceite. Los egipcios fabricaban telas con el lino; griegos y romanos las utilizaban por sus propiedades culinarias y medicinales y, según la leyenda, Carlomagno se las hacía comer a sus súbditos por sus beneficios para la salud. Las semillas de lino son ricas en omega 3, lignanos, fibra, carbohidratos, proteínas, magnesio o calcio y sus cualidades se extienden también a nivel cosmético tanto para la piel como los cabellos.

Sésamo *(Sesamum indicum)*. Pequeñas semillas cargadas de propiedades y nutrientes: proteínas, carbohidratos, grasas saludables, vitaminas E y grupo B, minerales como el hierro, zinc, potasio, fósforo o magnesio y, muy especialmente, calcio. La medicina ayurveda aconseja masticar semillas de sésamo o practicar el *oil pulling* con el aceite que se obtiene a partir de ellas, para mantener la salud bucodental e hidratar y nutrir la piel en masajes faciales y corporales.

FRUTAS Y VERDURAS

Ricas en vitaminas, minerales, fibra, fitoquímicos, antioxidantes…, si las consumimos diariamente en cantidad suficiente, nos ayudarán a tener una piel más tersa y luminosa. Algunas de las frutas y verduras más utilizadas en mascarillas cosméticas son: col, pepino, zanahoria, tomate, uva, pera, melocotón, melón, fresón, aguacate, limón, kiwi, manzana, naranja o plátano. Puedes emplear la fruta sola o mezclarla con arcilla, aceites esenciales, aceites vegetales vírgenes, gel de aloe vera, verduras de hoja verde, algas…, para reforzar su efecto. El procedimiento será siempre el mismo; tritura la fruta o la verdura y mézclala con el resto de los ingredientes. Si es necesario, agrega agua o hidrolato en cantidad suficiente para conseguir una mezcla homogénea. Aplícala en la zona que quieras tratar, déjala actuar entre 20-30 minutos, retírala con agua tibia y finaliza con agua fría. Tonifica la piel y, si es necesario, aplícate una crema o loción hidratante natural, en función de tus necesidades.

HARINAS DE CEREALES Y LEGUMBRES

Avena *(Avena sativa)*. Las propiedades nutricionales de la avena son indiscutibles por su riqueza en fibra, especialmente β-glucanos, vitaminas del grupo B, minerales como el calcio, hierro, magnesio, fósforo, sodio, selenio o potasio, aminoácidos esenciales y grasas saludables. A nivel cosmético, la harina de avena está indicada en caso de pieles sensibles, delicadas o irritadas, especialmente en caso de dermatitis, acné o psoriasis, por su capacidad suavizante y antiinflamatoria. Ideal para añadir al agua del baño y preparar mascarillas o exfoliantes suaves.

Centeno *(Secale cereale)*. Cereal muy antiguo, cultivado originariamente en Asia y África. Rico en proteínas, carbohidratos, mucílagos, vitaminas del grupo B, especialmente B5 o ácido pantoténico y B9 o ácido fólico, así como hierro, fósforo, magnesio, potasio, zinc y selenio; micromineral antioxidante que retrasa el envejecimiento prematuro. En cosmética podemos utilizar la harina de centeno en sustitución de los champús convencionales, ya que su pH es muy similar al del cuero cabelludo.

Garbanzo *(Cicer arietinum)*. A nivel nutricional, la harina de garbanzo tiene las mismas propiedades que la legumbre entera (fibra, proteínas, carbohidratos, vitaminas grupo B, C, E y provitamina A, minerales como el calcio, magnesio, potasio o hierro y grasas saludables). La harina de garbanzo es muy utilizada en la India, tanto en gastronomía como en cosmética. Se la conoce con los nombres de *besan*, *chana* o *gram* y constituye la base para elaborar *ubtan* (mascarilla con harina de garbanzo y cúrcuma que aporta luminosidad a la piel). Puedes adquirir harina de garbanzo en dietéticas o tiendas especializadas. Si quieres moler los garbanzos secos en casa, necesitarás un robot de cocina potente para convertirlos en una aromática y versátil harina que, a nivel cosmético, podrás usar como exfoliante o mascarilla despigmentante junto con la cúrcuma.

HIDROLATOS

Los hidrolatos se obtienen durante el proceso de destilación de los aceites esenciales; están compuestos por el agua residual que se forma por condensación del vapor que atraviesa la materia vegetal destilada. Existen, por tanto, diferentes hidrolatos en función del vegetal destilado. No contienen aceite esencial (los aceites esenciales no son solubles en agua), pero sí alrededor del 1 por 100 de las moléculas hidrosolubles del aceite esencial, así como la fracción molecular hidrosoluble de la planta. Incluyen la información del vegetal destilado y, además del aroma, gozan también de propiedades terapéuticas.

A lo largo de la historia, las propiedades de los hidrolatos han sido muy apreciadas. En el antiguo Egipto, también por parte de médicos como Hipócrates o Avicena y muy especialmente en el siglo XVIII, los hidrolatos gozaban de gran prestigio y se conocían las propiedades de alrededor de doscientos, pero con el aumento de popularidad de los aceites esenciales, los hidrolatos cayeron, poco a poco, en desuso. Afortunadamente, en la actualidad están recuperando el protagonismo que se merecen.

En cosmética los hidrolatos son totalmente seguros; muy suaves e ideales para todo tipo de piel, especialmente las sensibles, infantiles, delicadas o con tendencia al desequilibrio o la irritación. Son muy sensibles a la luz, por lo que deberemos tener especial cuidado en su conservación y desconfiar de los que se comercializan en frascos transparentes. Conviene, asimismo, leer siempre las etiquetas para garantizar su pureza y que estén libres de aditivos químicos.

Las aplicaciones cosméticas de los hidrolatos o aguas florales son variadas: como elixir bucal o tónicos capilares, faciales o corporales; para limpiar la piel si no te maquillas o para perfumarte sutilmente si eres amante de los aromas suaves; formando parte de mascarillas en vez de agua, en fricciones corporales, pulverizaciones, compresas, para aromatizar el agua del baño, etc.

Algunos de los hidrolatos más habituales: aciano, ajedrea, azahar, ciprés, enebro, geranio, hamamelis, helicriso, hipérico, jara, laurel, lavanda, lentisco, manzanilla romana, melisa, menta piperita, mirto verde, olivardilla (ínula), romero alcanfor, romero verbenona, rosa damascena, salvia esclarea, siempreviva, tomillo…

No es necesario disponer de todos los hidrolatos para preparar tus propias fórmulas. Puedes realizar tu elección en función de lo que pretendas conseguir o bien disponer de un comodín como el agua floral de rosas de toda la vida o de lavanda. Los que se han empleado en la elaboración de las fórmulas del libro son:

Azahar o neroli *(Citrus aurantium ssp amara)*. Regenera, calma, relaja todo tipo de piel y previene las arrugas prematuras.

Ciprés *(Cupressus sempervirens)*. Aconsejado en caso de piel grasa, poros dilatados, acné, cuperosis o eccema. También como tónico capilar si hay caspa o grasa, así como descongestionante venoso y linfático.

Geranio *(Pelargonium asperum)*. Refrescante, hidratante, tonificante, antioxidante y antiinflamatorio para todo tipo de piel, con un agradable aroma floral.

Hamamelis *(Hamamelis virginiana)*. Aconsejado en pieles mixtas y grasas como tónico facial y en compresas para calmar irritaciones y quemaduras. Mejora las ojeras, cuperosis, piernas cansadas, varices o hemorroides y regula la transpiración excesiva.

Jara *(Cistus ladaniferus)*. Tiene propiedades purificantes. Es un excelente tónico facial antiarrugas aconsejado para pieles maduras o con dermatitis o psoriasis. Por sus propiedades ligeramente astringentes, resulta también ideal para los hombres después del afeitado.

Lavanda *(Lavandula angustifolia)*. Refrescante, antiinflamatorio y regulador de las glándulas sebáceas. Indicado para todo tipo de piel, especialmente las sensibles.

Manzanilla *(Chamaemelum nobile)*. Suaviza las pieles irritadas, secas o sensibles. Atenúa las ojeras y la hinchazón de los párpados.

Rosa *(Rosa damascena)*. Excelente regulador sebáceo, indicado para pieles desvitalizadas, sensibles o maduras.

Tomillo *(Thymus vulgaris)*. Con propiedades antibacterianas, purificantes y astringentes, el hidrolato de tomillo está especialmente aconsejado en caso de piel grasa, acnéica o con eccema. Interesante como tónico capilar para aumentar la irrigación sanguínea o como elixir bucal.

KUZU (PUERARIA LOBATA)

Es el almidón que se obtiene de las raíces molidas de la *Pueraria lobata*. El origen de kuzu se sitúa en China, donde se ha utilizado desde tiempo inmemorial como remedio tradicional en caso de fiebre, diarrea, gastroenteritis o para desinflamar el hígado y el intestino, mejorando toda la sintomatología asociada. Las isoflavonas presentes en este milenario alimento, según estudios más recientes, lo aconsejan también en el tratamiento de la adicción al alcohol y al tabaco. En la cocina se utiliza por sus propiedades espesantes, y en cosmética en la elaboración de desodorantes caseros, gracias a su capacidad de absorción del exceso de humedad y del olor corporal.

MANTECAS VEGETALES

Manteca de cacao *(Theobroma cacao)*. Se obtiene de las semillas del árbol del cacao, que pertenece a la familia *Malvaceae*. El origen del cacao se remonta a hace más de 3000 años y se sitúa en las regiones tropicales de América Central y Sudamérica. Sus aplicaciones, tanto en nutrición como en medicina, eran bien conocidas por las civilizaciones maya y azteca.

La manteca de cacao es rica en antioxidantes y ácidos grasos (oleico, esteárico, palmítico y linoleico, en menor proporción) que previenen el envejecimiento prematuro de la piel y la hidratan en profundidad. Tiene un punto de fusión de 34-38 °C. Está especialmente indicada en caso de eccema, dermatitis, pieles secas y con grietas, para prevenir la irritación y favorecer su regeneración. Es un ingrediente estrella en cremas antiarrugas, bálsamos labiales, cremas corporales, jabones hidratantes, mascarillas capilares para cabellos secos, frágiles o deteriorados y en el tratamiento de estrías del embarazo, pubertad, sobrepeso... Aplicada en pequeña cantidad, es un excelente ingrediente en la prevención y tratamiento de las arrugas del contorno de los ojos.

Manteca de karité *(Butyrospermum parkii)*. La manteca de karité se extrae de la nuez del árbol de karité, que crece de forma silvestre en una amplia zona de África Central, donde es muy apreciada por la población, tanto a nivel alimentario como cosmético, para proteger la piel de la intemperie, el sol, las irritaciones, heridas, quemaduras, etc. Se utiliza en formulaciones cosméticas naturales y como sustituto de la manteca de cacao por parte de algunos fabricantes de chocolate. Se compone principalmente de ácido esteárico y oleico y en menor cantidad ácido palmítico, linoleico y araquidónico, así como vitamina E y provitamina A. La fracción insaponificable de la manteca de karité virgen se compone de sustancias bioactivas responsables de sus propiedades medicinales. Tiene una textura suave y es sólida a temperatura ambiente, pero se funde con el calor del cuerpo. La de mejor calidad es la virgen y ecológica que no ha sido refinada, ni se le han añadido químicos o conservantes.

Principales propiedades

- *Anti-aging* natural que previene el envejecimiento prematuro de la piel y aumenta la producción de colágeno y elastina. Constituye, asimismo, una importante fuente de compuestos antiinflamatorios.
- Especialmente indicada en caso de pieles irritadas, secas, sensibles, reactivas, atópicas o envejecidas, por sus propiedades hidratantes, suavizantes, cicatrizantes, regenerantes y protectoras.
- Protege de los rayos UVA y previene la descamación y las irritaciones solares.
- Equilibra la piel después del afeitado o la depilación.
- En mascarillas capilares aporta hidratación, evita el encrespamiento y regenera las puntas abiertas.
- Hidrata y previene el envejecimiento prematuro del contorno de los ojos.
- No es comedogénica.
- Es una excelente fuente de hidratación 100 por 100 natural para todas las edades.
- Previene y trata las estrías del embarazo, sobrepeso,

adelgazamiento o pubertad.

- Ideal para la piel atópica del bebé, el eritema del pañal y como coadyuvante al tratamiento de la psoriasis.
- Cicatriza las grietas en los talones, labios y pezones.
- Mejora las boqueras, hidrata las manos, pies o codos resecos y mejora las uñas frágiles.
- Indicada para deportistas o personas que pasan tiempo al aire libre y para todo aquel que sea intolerante o alérgico a productos químicos o sufra de eccemas o dermatosis.

VINAGRE DE MANZANA

El vinagre de manzana ecológico, sin filtrar ni pasteurizar, se elabora de forma tradicional a partir de la fermentación natural de manzanas ecológicas. Es rico en ácido acético, que le confiere la acidez que le caracteriza. Tiene propiedades antioxidantes y antibacterianas, y por su contenido en microorganismos, es un alimento probiótico que beneficia la flora intestinal. El ámbito de aplicación del vinagre de manzana es amplio y es un todoterreno que podemos emplear también para limpiar el hogar o desinfectar frutas y verduras.

En cosmética natural aporta brillo y volumen al cabello, actúa como desodorante o tónico en caso de acné o piel grasa, mejora las manchas pigmentarias y las quemaduras del sol, favorece el cierre de los poros y regula el pH de la piel. La «madre del vinagre» (poso que contiene los microorganismos capaces de producir las transformaciones enzimáticas que posibilitan la fermentación) acostumbra a estar presente en los vinagres ecológicos sin filtrar. Es un indicativo de que el vinagre es de buena calidad, pero si no te resulta agradable, puedes filtrarlo.

Sin lugar a dudas, la riqueza en principios activos presentes en los ingredientes naturales los convierte en verdaderos cosmecéuticos, con propiedades que van mucho más allá de la hidratación y prevención del envejecimiento prematuro de la piel. La Madre Tierra, *Pachamama* en toda la región andina y en la mayoría de los pueblos indígenas de América, es una madre llena de vida que nos lo da todo. Para devolverle su inmensa generosidad, nosotros también deberíamos protegerla, respetarla y velar por su integridad y salud que, al fin y al cabo, es también la nuestra. Paradójicamente, sin embargo, nos hemos convertido en su máximo depredador. Aun así, sin reproches ni rencores, la naturaleza persiste en regalarnos innumerables pequeños tesoros para mantenernos sanos por dentro y por fuera. Ahora sólo queda que nosotros los sepamos agradecer y aprovechar.

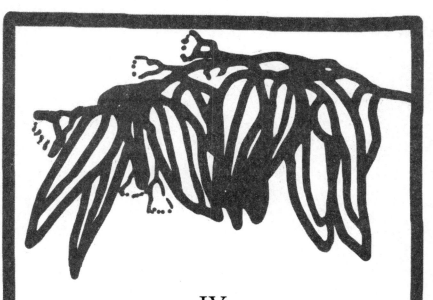

IV

COSMÉTICA CASERA, ECOLÓGICA, *VEGGIE* Y SOSTENIBLE

COSMÉTICA CASERA, ECOLÓGICA, *VEGGIE* Y SOSTENIBLE

La belleza natural va mucho más allá del aspecto puramente estético y de la edad cronológica; aflora desde lo más profundo del espíritu. Una persona atractiva emana energía, vitalidad, alegría, paz interior, calidez…, muestra un aspecto naturalmente cuidado, sin artificios superfluos, siendo consciente de que la piel es un órgano vivo que evidencia el paso de los años, las emociones, las vivencias, la estrés, el estilo de vida…

No existe ningún cosmético que englobe todos estos aspectos. Asumir la responsabilidad de nuestra salud en toda su magnitud y destilar un atractivo natural, en función de nuestra edad y singularidad, no siempre es tarea fácil; conlleva un cambio global de hábitos, un estilo de vida más *slow*, adaptado a nuestra verdadera esencia como seres humanos.

Las recetas cosméticas que te propongo en este capítulo no atesoran el elixir de la eterna juventud, pero sí el respeto por tu individualidad y encanto natural. Libres de tóxicos, 100 por 100 naturales, ecológicas, *veggies* y sostenibles, son de elaboración sencilla y no requieren ningún material sofisticado. Algunos ingredientes los encontrarás en tu despensa; otros deberás comprarlos, pero a pesar de la pequeña inversión inicial, el desembolso será significativamente inferior al que destines a la compra de cualquier cosmético convencional y los beneficios, insuperables. Sin embargo, si alguno de los aceites vegetales o aceites esenciales recomendados en las fórmulas se escapa de tu presupuesto, puedes sustituirlo por otro más económico con indicaciones similares.

Abreviaturas utilizadas en las fórmulas

— Aceite esencial: AE (prioriza los ecológicos)
— Aceite vegetal: AV (utiliza siempre aceites vegetales vírgenes, mejor ecológicos; verdaderos nutricosméticos que podrás usar también en la cocina para aliñar en crudo)
— 1 cs = 1 cucharada sopera
— 1 cp= 1 cucharada de postre
— 1 cc = 1 cucharada de café
— 1 ml = aproximadamente 20 gotas

BAÑOS

El agua es un bien escaso que no podemos derrochar, pero también es fuente de vida y salud. Practicar la balneoterapia casera y tomar un baño semanal puede ser muy reconfortante, relajante, estimulante y beneficioso para eliminar toxinas del organismo.

Desintoxicante de jengibre y sal marina

Durante milenios, el jengibre se ha utilizado por sus propiedades antiinflamatorias, carminativas, digestivas, antiálgicas, descongestionantes a nivel venoso y linfático e incluso como tónico sexual.

Ingredientes

- 2 kg de sal marina
- 1 cs de jengibre fresco rallado, jengibre en polvo o 5 gotas de AE de jengibre *(Zingiber officinale)*

Preparación

1. Toma una infusión caliente de jengibre antes de entrar en la bañera.
2. Llena la bañera hasta la mitad con agua tibia-caliente.
3. Añade la sal y el jengibre fresco o en polvo o el AE. Dispersa con la mano.
4. Toma el baño durante unos 15-20 minutos. Enjuágate con agua fría para estimular la circulación.
5. Sécate y toma otra infusión caliente de jengibre. Acuéstate o estírate en el sofá bien abrigado durante unos 15-20; posiblemente sudarás. Aprovecha el tiempo para hacer una relajación, escuchar música... Una tarde de lluvia o de invierno puede ser una magnífica ocasión para tomar este baño.

Desintoxicante y estimulante diurno

Ingredientes

- 200 g de arcilla roja
- 2 gotas AE de tomillo marroquí *(Thymus satureioides)*
- 3 gotas AE de romero *(Rosmarinus officinalis qt alcanfor)*

Nota: Si no tienes estos AE, también puedes preparar una decocción de 200 g de tomillo y 200 g de romero en 1 l de agua y añadirla al agua del baño una vez colada, o utilizar otros AE de indicaciones similares.

Preparación

1. Llena media bañera con agua tibia-caliente y diluye en ella la arcilla.
2. Agrega los aceites esenciales o la decocción de plantas. Dispersa con la mano.
3. Toma un baño de 15-20 minutos.
4. Enjuágate con agua fría y, sin secarte del todo, aplícate un AV según tu tipo de piel (consulta el capítulo 3 para elegir el que mejor se adapte a tus necesidades).

Nota: Para un efecto tonificante y refrescante más intenso, especialmente en verano, puedes mezclar el AV que utilices para hidratar tu piel después del baño con 1-2 gotas de AE de menta *(Mentha piperita)*.

Desintoxicante y relajante nocturno

Los baños de agua con sal o agua de mar se han utilizado desde hace milenios con fines terapéuticos. Cuando nos sumergimos en una bañera caliente (37-38 °C) con una cantidad de sal que supera la concentración salina de nuestras células (9,4 mg / l), se produce un fenómeno llamado ósmosis, por el que, en vez de absorber nuestra piel el agua que la rodea, los poros se abren y el organismo arrastra toxinas hacia el exterior. Según el oncólogo doctor Martí Bosch, un baño de estas características favorece la eliminación, por parte del organismo, de anhídrido carbónico (CO_2), grasas, amoníaco y ácido úrico y evita que sean los pulmones, riñones o hígado quienes se vean obligados a filtrar los residuos tóxicos. Personalmente, añado también arcilla al agua del baño, por sus propiedades depurativas y desintoxicantes, así como un aceite esencial relajante para aumentar sus beneficios.

Ingredientes

- 2 kg de sal marina
- 200 g de arcilla verde
- 5 gotas de un AE relajante (elige sólo uno: mandarina *(Citrus reticulata)*, por sus propiedades aromáticas y relajantes; lavanda *(Lavanda angustifolia)*, un comodín que no puede faltar en ningún botiquín natural; ylang-ylang *(Cananga odorata)*, es muy aromático y no gusta a todo el mundo, pero es ideal para el estrés y el insomnio, o manzanilla *(Chamaemelum nobile)*, calmante del sistema nervioso.

Preparación

1. Llena media bañera con agua tibia-caliente.
2. Añade la sal, la arcilla y el AE. Dispersa con la mano.
3. Disfruta del baño durante 15-20 minutos. Escucha una música relajante, apaga la luz y enciende un par de velas.
4. No te enjuages. Sécate, métete en la cama y... ¡dulces sueños!

Hidratante y relajante nocturno

Ingredientes

- 2 cs de AV de almendras dulces *(Prunus amygdalus)*
- 3 gotas de AE de lavanda *(Lavandula officinalis)*
- 2 gotas de AE de mandarina *(Citrus reticulata)*

Preparación

1. Llena la bañera hasta la mitad con agua tibia-caliente.
2. Agrega el AV y los AE. Dispersa con la mano.
3. Toma un baño de 15-20 minutos.
4. Sécate, toma una infusión relajante de azahar, valeriana, melisa o pasiflora. Acuéstate y practica una relajación. No te preocupes si te quedas dormido. ¡Te levantarás como nuevo!

Nota: Si lo prefieres, en vez de los AE puedes llenar una bolsita de muselina con plantas relajantes: valeriana, pasiflora, lavanda, azahar…, e introducirla en la bañera mientras se llena.

Si sólo tienes uno de los dos AE propuestos, pon un total de 5 gotas del que tengas a mano.

Seco

La piel, el órgano más grande del organismo, está sometida a un estrés oxidativo constante. Con el tiempo, los cosméticos, lociones, polución, células muertas… taponan los poros, dificultando sus importantes funciones. El baño seco es una sencilla, económica y excelente herramienta para favorecer la función excretora de la piel, mejorar su aspecto y reducir la celulitis. Es, además, un magnífico exfoliante natural que favorece la circulación sanguínea y linfática y nos relaja y ayuda a liberarnos del estrés. Sólo necesitarás un guante vegetal y, si es necesario, un cepillo con mango fabricado con fibras suaves y naturales para llegar a ciertas zonas de la espalda. El mejor momento para practicar el baño seco es por la mañana. Si tienes un sueño ligero evita este tipo de baño por la noche; te podría desvelar.

Cómo hacerlo

1. Dentro de la ducha o la bañera, con la piel totalmente seca, comienza cepillando los pies con un masaje circular, firme pero sin irritar la piel que, al terminar, deberá quedar ligeramente rosada, pero no roja.
2. Sube por piernas, brazos, abdomen…, siempre en dirección al corazón. Evita la cara y el cuello y ve con mucho cuidado con los senos y los pezones.

133

3. Enjuágate con agua tibia, enjabona sólo las zonas que requieren más higiene como las axilas o los genitales externos y finaliza con agua fría.

4. Aplícate una loción 100 por 100 natural o sencillamente un AV de los propuestos en el anterior capítulo, el que mejor se adapte a tus necesidades y tipo de piel.

5. Lava el guante o el cepillo con un jabón neutro natural una vez por semana y déjalo secar al aire libre.

Nota: Si tienes una piel muy sensible, realiza el mismo proceso pero con la piel húmeda y controlando la presión del cepillado.

BOCA

La saliva contiene agentes antimicrobianos que protegen la cavidad bucal. Durante la noche, sin embargo, la salivación es menor y se acumulan más bacterias. Es importante, por tanto, que nos cepillemos los dientes antes de acostarnos y al levantarnos, así como utilizar un colutorio después de cada lavado para una óptima higiene bucal.

COLUTORIOS

Agua de mar

Ingredientes

- El agua de mar para enjuagarse la boca y hacer gárgaras después de lavarse los dientes con un dentífrico natural, es una magnífica opción para un perfecto acabado de la higiene bucodental diaria.

Nota: Opcionalmente, puedes añadir 2 gotas de la sinergia de AE que te propongo a continuación.

Aliento fresco

Esta sinergia de AE para diluir en el agua del enjuague final dejará tu aliento fresco y actuará como preventivo de aftas bucales, gingivitis o paradontosis.

Ingredientes

- 10 gotas de AE de menta piperita *(Mentha piperita)*
- 10 gotas de AE de árbol del té *(Melaleuca alternifolia)*
- 5 gotas de AE de clavo *(Eugenia caryophyllata)*
- 5 gotas de AE de laurel *(Laurus nobilis)*

Preparación

1. Envasa los AE en un frasco con cuentagotas (lo encontrarás en la farmacia o establecimientos especializados en envases).
2. Después de lavarte los dientes con un dentífrico natural, pon 2 o 3 gotas de la mezcla en un vaso de agua dulce o agua de mar.
3. Enjuaga y haz gárgaras durante un minuto.

Nota: Puedes llevar un frasco con esta sinergia en el bolso o en la cartera, por si en algún momento estás fuera de casa y no puedes lavarte los dientes. Sólo deberás llenar la boca con un poco de agua, añadir 2 o 3 gotas de la mezcla, enjuagarte y hacer gárgaras, para disfrutar de la sensación de higiene y frescura.

Con vinagre de manzana

Ingredientes

- 250 ml de agua filtrada
- 2 cs de vinagre de manzana ecológico sin filtrar

Preparación

1. Mezcla los ingredientes dentro de una botella de vidrio, sacude la mezcla antes de utilizarla como colutorio en el último enjuague, después de lavarte los dientes con un dentífrico natural (guárdalo en el baño lejos del calor).

2. Opcionalmente, si lo envasas en un frasco opaco, puedes añadir 5 gotas de la sinergia *Aliento fresco*, propuesta en este mismo apartado y tenerlo listo para cuando lo necesites.

Siempre a punto

Ingredientes

- 2 gotas de AE de menta *(Mentha piperita)*
- 2 gotas de AE de laurel *(Laurus nobilis)*
- 2 gotas de AE de árbol del té *(Melaleuca alternifolia)*
- 250 ml de agua filtrada

Preparación

1. Mezcla todos los ingredientes en una botella con tapón.
2. Utiliza el colutorio en el último enjuague, sacudiendo el frasco antes de cada uso para dispersar a los AE.

DENTÍFRICOS

Arcilla blanca y especias

Ingredientes

- 3 cs de arcilla blanca fina para uso interno
- 1 cs de semillas de comino *(Cuminum cyminum)*

- 1 cs de semillas de hinojo *(Foeniculum vulgare)*
- 1 cs de anís estrellado *(Illicium verum)*

Preparación

1. Tritura las semillas, pásalas por un tamiz, para evitar que quede algún trocito que pueda rayar el esmalte dental y mézclalas con la arcilla.
2. Envasa la mezcla en un frasco de vidrio con tapa.
3. Moja el cepillo de dientes bajo el grifo. Con una cucharita pon un poco de dentífrico sobre el cepillo y lávate los dientes de forma habitual.
4. Enjuágate con agua y finaliza con uno de los colutorios que encontrarás en este mismo apartado o con agua de mar.

Arcilla blanca y tomillo

Ingredientes

- 3 cs de arcilla blanca fina para uso interno
- Agua filtrada
- Una pizca de sal marina fina
- 1 gota de AE de tomillo *(Thymus vulgaris)*
- 1 gota de AE de menta *(Mentha piperita)*

Preparación

1. Pon la arcilla en un bol y añade un chorrito de agua. Remueve y, si es necesario, añade un poco más de agua, hasta que tenga una consistencia similar a la de un dentífrico comercial.
2. Incorpora los AE y vuelve a mezclar.
3. Envasa el dentífrico en un frasco de vidrio con tapa. Reserva en un lugar fresco; en verano mejor en la nevera.
4. Pon una pequeña cantidad de la mezcla en el cepillo y lávate los dientes de forma habitual.
5. Al finalizar, enjuágate la boca y finaliza con uno de los colutorios que encontrarás en este mismo apartado o gargariza agua de mar.

Nota: Personalmente, prefiero preparar una pequeña cantidad y repetir la fórmula cuando se termina para garantizar su frescura.

Dientes blancos

Ingredientes

- 1 fresón maduro
- ½ cc de bicarbonato sódico natural

Preparación

1. Aplasta el fresón con un tenedor y mézclalo con el bicarbonato.

2. Con el cepillo, esparce la mezcla suavemente por los dientes y encías. Déjala actuar 5 minutos.
3. Enjuágate y finaliza con uno de los colutorios que encontrarás en este mismo apartado o con agua de mar.

Nota: Cuando sea época de fresones, puedes lavarte los dientes con este dentífrico una vez por semana.

Para los más pequeños de la casa

Según la *American Dental Association* (ADA), en cuanto les han salido los dientes, los niños y niñas deben cepillárselos dos veces al día. La arcilla blanca para uso interno es un excelente dentífrico, libre de tóxicos y su utilización es muy sencilla.

Preparación

1. Moja el cepillo de dientes.
2. Pon una pequeña cantidad de arcilla en el cepillo.
3. Supervisa que el niño o la niña se cepille bien los dientes y que, después, se enjuague adecuadamente.

Seco de arcilla blanca y sal marina

Ingredientes

- 2 cs de arcilla blanca fina para uso interno
- 1 cs de sal marina fina

Preparación

1. Mezcla los ingredientes y envasa en un frasco de vidrio con tapa.
2. Pon una pequeña cantidad de la mezcla en el cepillo y lávate los dientes de forma habitual.
3. Enjuágate la boca y finaliza con uno de los colutorios que encontrarás en este mismo apartado o gargariza agua de mar.

Nota: Si tienes problemas periodontales, mi recomendación es añadir 1-2 gotas de AE de árbol del té *(Melaleuca alternifolia)* al cepillo de dientes. También puedes aplicarlo con un bastoncillo en la zona inflamada o bien añadirlo al agua de enjuague o al hilo dental, para llegar a las zonas interdentales donde no alcanza el cepillo de dientes.

Tropical

Ingredientes

- 30 ml de AV de coco *(Cocus nucifera)*
- 30 g de bicarbonato sódico natural
- 2 gotas de AE de mirra *(Commiphora myrrha)*
- 2 gotas de AE de árbol del té *(Melaleuca alternifolia)*

Preparación

1. Derrite el aceite de coco al baño María (en verano no será necesario porque con el calor está líquido).

2. Mézclalo con el resto de los ingredientes.
3. Envasa la mezcla en un frasco de vidrio un poco ancho con tapa. Utilízala como cualquier dentífrico, un par de veces por semana.
4. Enjuágate la boca y finaliza con uno de los colutorios que encontrarás en este mismo apartado o gargariza agua de mar.

Nota: Mi consejo es que tengas un cepillo de dientes reservado para este dentífrico, porque el aceite de coco es muy graso.

TÉCNICAS AYURVÉDICAS PARA LA SALUD BUCODENTAL

Ayurveda es un término sánscrito que significa «ciencia de la vida y la longevidad». *Ayur* significa literalmente «vida» y *Veda*, «ciencia del conocimiento». Son cuatro los *Vedas* o tratados que forman la base de la filosofía india: *Rigveda, Yajurveda, Samaveda y Atharva Veda.* El ayurveda surgió como una rama del *Atharva Veda;* se remonta a más de 5000 años de antigüedad y adoctrina sobre lo que una persona debería o no hacer para llevar un estilo de vida saludable y alcanzar la felicidad y el bienestar físico y emocional, poniendo especial énfasis en la prevención. En definitiva, es el arte de vivir la vida cotidiana en armonía con las leyes de la naturaleza.

Masaje de las encías con aceite de sésamo

La medicina ayurveda, aconseja este sencillo remedio para prevenir las infecciones bucodentales, las caries y evitar la retracción de las encías, indicativo de una infección bacteriana, así como para eliminar las arrugas de las mejillas y mejorar la voz. Si tienes problemas periodontales o quieres incrementar el efecto del aceite de sésamo, no dudes en añadir una gota de AE de árbol del té *(Melaleuca alternifolia)* por sus propiedades antibacterianas.

Preparación

1. Con la boca limpia, enjuágate durante 2-3 minutos con 1 cs de AV de sésamo tibio (caliéntalo al baño María).
2. No te lo tragues. Tíralo al cubo de la basura o dentro de un bote para llevarlo al punto de reciclaje.
3. A continuación, sin lavarte los dientes, masajea las encías con el dedo índice.

Masticar semillas de sésamo

Cuando dispongas de tiempo, después de practicar el *oil pulling* y lavarte los dientes:

1. Mastica a conciencia un puñado de semillas de sésamo blanco, muy rico en calcio.
2. Vuelve a cepillarte los dientes sin dentífrico, para que las semillas de sésamo que han quedado en la boca las pulan y limpien.

143

3. Enjuágate la boca con un colutorio natural o con agua de mar.

Oil pulling

Generalmente no basta con cepillarse los dientes. En la boca habitan millones de bacterias que varían en función de cada persona, algunas de las cuales favorecen las caries y las enfermedades periodontales, cuando el estilo de vida y la higiene bucal no son los adecuados, así como el paso de microorganismos al torrente sanguíneo, generando daños a nivel orgánico y celular, especialmente en situaciones de baja inmunidad, estrés o alimentación desequilibrada.

La técnica del *oil pulling* tiene su origen en el ayurveda. Es un remedio rejuvenecedor de larga tradición popular en India para mejorar la salud oral y prevenir caries, mal aliento, sangrado de encías, sequedad de garganta, labios cortados, gingivitis, úlceras bucales o eliminación de la placa bacteriana.

En el antiguo texto védico de *Charaka Samhita*, esta técnica milenaria se menciona como *gandusha* o *kaval* (según la cantidad de aceite que llena la cavidad bucal) y se aconseja en el tratamiento de más de treinta trastornos: asma, cefalea, migraña, diabetes, osteoartritis, bronquitis, fatiga crónica, problemas dermatológicos, falta de claridad mental, pérdida del sentido del gusto, sequedad de la piel…, por su capacidad de favorecer la desintoxicación general del organismo y promover la salud. Además, incorporar el *oil pulling* a tu ritual de higiene diaria, te permitirá lucir unos dientes más blancos sin necesidad de utilizar dentífricos blanqueadores, que además de los tóxicos que contienen, no cumplen a menudo su objetivo.

En la práctica del *oil pulling* se utiliza tradicionalmente aceite de sésamo virgen por sus múltiples propiedades, aunque recientemente se aconseja emplear también aceite de girasol virgen o aceite de coco virgen por su poder antibacteriano, evidenciando la investigación un especial efecto preventivo del aceite de coco en la formación de placa bacteriana, caries y gingivitis, así como la misma efectividad que los colutorios a base de clorhexidina, en la prevención y tratamiento del mal aliento.

Durante el día, mientras estamos despiertos, producimos un promedio de 1-2 litros de saliva que protege nuestra cavidad bucal del exceso de bacterias perjudiciales. Mientras dormimos, sin embargo, como ya se ha comentado anteriormente, la producción de saliva es menor y, por tanto, se acumulan más bacterias en la boca, motivo por cual el mejor momento para practicar el *oil pulling* es en ayunas, apenas levantarnos, idealmente después de usar el raspador de lengua. Una buena ocasión para hacerlo es mientras te duchas. Sin embargo, si por la mañana no tienes tiempo, puedes practicarlo también antes de acostarte, siempre y cuando haya transcurrido un mínimo de dos horas desde la cena.

Para una desintoxicación óptima, practica el *oil pulling* cada mañana. También puedes optar por hacerlo una o dos veces por semana. En aquellas situaciones que requieran una mayor desintoxicación y se practique varias veces al día, se debe hacer antes de las comidas o con el estómago vacío.

Preparación

Opcionalmente, al levantarte puedes utilizar primero el raspador de lengua y enjuagarte después la boca con un colutorio de los propuestos en este capítulo o bien con agua de mar o agua con sal marina. A continuación, puedes iniciar el *oil pulling* (si vas con el tiempo justo, puedes saltarte los pasos del punto anterior y practicarlo directamente).

1. En ayunas, ponte en la boca 1 cp o 1 cs de AV virgen de sésamo, girasol o coco. Para un poder antibacteriano más potente, puedes añadir una gota de aceite esencial de árbol del té *(Melaleuca alternifolia)* o clavo *(Eugenia caryophyllus)*, especialmente si tienes aftas, un absceso, dolor de muelas, etc.

2. Mueve el aceite de un lado a otro, entre dientes y encías, durante 15-20 minutos. No lo tragues. Si dispones de menos tiempo, realiza el mismo proceso durante 5-10 minutos.

3. Si sientes ganas de tragar, respira profundamente por la nariz. Si la necesidad persiste, traga sólo por la zona posterior de la garganta, manteniendo el aceite en la parte delantera de la cavidad bucal. No te preocupes si el primer día no consigues mantener el aceite dentro de la boca durante el tiempo indicado y vuelve a intentarlo al día siguiente. Es posible que necesites algunos días para acostumbrarte.

4. Pasados 15-20 minutos, vierte el aceite en un bote para llevarlo al punto de reciclaje cuando esté lleno (no lo tires por el desagüe). También puedes escupirlo en un papel de cocina y tirarlo al cubo de la basura.

5. Lávate los dientes de forma habitual o enjuágate la boca con agua de mar o un colutorio natural durante un par de minutos. Si te cepillas los dientes, es mejor que reserves un cepillo para después del *oil pulling* y que

tengas otro para lavártelas normalmente después de las comidas.

Raspador de lengua

Como se ha comentado, durante la noche producimos menos saliva y se acumulan más bacterias y toxinas en la cavidad bucal. Una lengua blanca y pastosa al despertar es signo de toxicidad a nivel orgánico; quizá por haber cenado demasiado tarde, comido en exceso o consumido alimentos de difícil digestión. Una de las mejores maneras de mantener la lengua sana es limpiarla cada mañana con un raspador de lengua (una herramienta dental que encontrarás en Internet o en tiendas especializadas). Es un utensilio económico, pero si antes de comprarlo prefieres experimentar, puedes utilizar el borde de una cuchara de postre. Según la medicina ayurveda, esta rutina diaria nos ayuda a tomar conciencia de nuestra salud y del funcionamiento del organismo y, al margen de eliminar las bacterias, al limpiar la lengua enviamos un mensaje directo a los órganos internos, estimulando el fuego gástrico y las enzimas digestivas.

Preparación

1. Mírate al espejo, abre la boca y saca la lengua todo lo que puedas.
2. Sitúa el raspador en la parte posterior de la lengua (no demasiado atrás para no provocar náuseas).
3. Raspa la lengua de atrás hacia adelante, entre siete y catorce veces, de un solo golpe largo y lento, ejerciendo una suave presión.

4. A continuación, lávate los dientes con un dentífrico natural o practica el *oil pulling*, (*véase* página 144) un método de rejuvenecimiento, que practicado de forma rutinaria, según el ayurveda, mejora la salud, despierta los sentidos, vigoriza la mente y favorece la claridad mental.
5. Lava el raspador y sécalo a conciencia antes de guardarlo.

CABELLOS

ACONDICIONADORES PARA EL ACLARADO FINAL

Aromático con aceites esenciales

Ingredientes

- 1 litro de agua filtrada
- 1 gota de AE de palo de rosa *(Aniba rosaeodora)*
- 1 gota de AE de geranio de Egipto *(Pelargonium asperum)*
- 1 gota de AE de naranjo amargo *(Citrus aurantium ssp amara)*

Preparación

1. Pon todos los ingredientes en un bol.
2. Lávate el cabello con un champú ecológico.
3. Aplícate el acondicionador en el último aclarado.

Vinagre de manzana y agua de mar

Ingredientes

- 3 cs de vinagre de manzana ecológico sin filtrar
- ½ litro de agua filtrada (si tienes el pelo muy fino, puedes utilizar 350 ml de agua dulce y 150 ml de agua de mar, que le aportará minerales y le dará cuerpo)

Opcionalmente, puedes añadir 2 gotas de AE de menta *(Mentha piperita)* para un acabado aromático y refrescante (el AE de menta tiene propiedades tonificantes; evítalo si te lavas el pelo por la noche para que no te desvele).

Preparación

1. Pon todos los ingredientes en un bol.
2. Lávate el pelo con un champú ecológico o un jabón líquido neutro natural.
3. Aplícate el acondicionador en el último aclarado. (No te preocupes; no olerás a vinagre una vez esté seco).

CAÍDA Y CABELLOS FRÁGILES

Loción anticaída con agua de lino

Las semillas de lino a nivel interno son ricas en grasas saludables, principalmente omega 3, proteínas vegetales, lignanos, calcio, hierro, potasio, magnesio, fibra o vitaminas E y grupo B. A nivel externo, el agua de semillas de lino previene la caída del cabello, le aporta brillo, evita el encrespamiento y lo deja suave e hidratado.

Ingredientes

- 1 cs de semillas de lino *(Linum usitatissimum)*
- 200 ml de agua filtrada
- 2 gotas de AE de limón *(Citrus limon)*

Preparación

1. Hierve el agua, retira el cazo del fuego y agrega las semillas de lino. Deja reposar toda la noche.
2. Al día siguiente, cuela la mezcla, envásala en un frasco de vidrio y añade el AE. Se conservará en perfectas condiciones en la nevera durante una semana.
3. Una vez te hayas lavado y aclarado el pelo, coge una pequeña cantidad de la mezcla, aplícala en el cuero cabelludo practicando un masaje y déjala secar. Si tienes el pelo rizado o encrespado, puedes usar la loción desde la raíz hasta las puntas.

Loción anticaída con comino negro

Ingredientes

- 50 ml de AV de comino negro *(Nigelia sativa)*
- 10 gotas de AE de romero *(Rosmarinus officinalis Qt verbenona)*

- 10 gotas de AE de cedro del Atlas *(Cedrus atlantica)*
- 5 gotas de AE de pomelo *(Citrus paradisii)*

Preparación

1. Envasa el AV de comino negro en una botella opaca con cuentagotas.
2. Agrega los AE y sacude.
3. Aplícate unas gotas de la sinergia en el cuero cabelludo mediante un masaje suave.
4. Deja actuar la loción durante 15-20 minutos. Si tienes tiempo, puedes alargarlo a 1 hora.
5. Lávate el pelo. Aplícate primero un champú natural en seco y masajea.
6. Aclara y realiza un segundo lavado, para que el pelo no quede graso.

Sinergias de aceites esenciales para añadir al champú

Ingredientes opción 1

- 1 gota de AE de romero *(Rosmarinus officinalis Qt verbenona)*
- 1 gota de AE de cedro del Atlas *(Cedrus atlantica)*

Ingredientes opción 2

- 1 gota de AE de ylang-ylang *(Cananga odorata)*
- 1 gota de AE de jengibre *(Zingiber officinale)*

Ingredientes opción 3

- 1 gota de AE de pomelo *(Citrus paradisii)*
- 1 gota de AE de geranio de Egipto *(Pelargonium asperum)*

Preparación

1. Agrega las dos gotas de AE, según la opción que elijas, a tu dosis de champú o jabón base líquido natural cada vez que te laves el pelo.
2. Aplícalo dando un masaje en el cuero cabelludo y deja actuar la mezcla 5-10 minutos antes de aclarar. Puedes cambiar mensualmente de sinergia.

CASPA

Loción con jojoba y aceites esenciales

Ingredientes

- 10 gotas de AE de palmarrosa *(Cymbopogon martinii)*
- 5 gotas de AE de laurel *(Laurus nobilis)*
- 5 gotas de AE de geranio de Egipto *(Pelargonium asperum)*
- 5 gotas de AE de árbol del té *(Melaleuca alternifolia)*
- 50 ml de AV de jojoba *(Simmondsia chinensis)*

Preparación

1. Envasa los AE en una botella con cuentagotas.
2. Agrega el AV de jojoba y mezcla.
3. Practica un masaje con unas cuantas gotas de la mezcla en el cuero cabelludo un par de veces por semana.
4. Déjala actuar como mínimo 1 hora antes de lavarte el pelo.
5. Aplícate primero un champú natural en seco y masajea.
6. Aclara y realiza un segundo lavado para que el pelo no te quede graso.

Loción con vinagre de manzana

Ingredientes

- Vinagre de manzana ecológico, sin filtrar
- Agua filtrada

Preparación

1. Mezcla a partes iguales el vinagre de manzana sin filtrar y el agua.
2. Moja el cuero cabelludo con la mezcla.
3. Déjala actuar un par de horas antes de lavarte el pelo.

Nota: Aplícate la sinergia de aceites un par de veces por semana si tienes un problema de caspa importante. Puedes alternarla con la sinergia de aceites esenciales que te propongo en la página 158, si también tienes el pelo graso.

Sinergia de aceites esenciales para añadir al champú

Si lo prefieres, los mismos AE propuestos para la loción con jojoba, puedes añadirlos al champú.

Ingredientes

- 200 ml de jabón base líquido natural
- 10 gotas de AE de palmarrosa *(Cymbopogon martinii)*
- 10 gotas de AE de laurel *(Laurus nobilis)*
- 10 gotas de AE de geranio de Egipto *(Pelargonium asperum)*
- 10 gotas de AE de árbol del té *(Melaleuca alternifolia)*

Preparación

1. Envasa el jabón en un frasco opaco (también puedes usar tu champú habitual, si es natural).
2. Personalízalo con la sinergia de AE. Sacude el frasco para que se mezclen los ingredientes.
3. Lávate el pelo con este champú un par de veces por semana realizando un masaje suave.
4. Deja actuar el champú 5-10 minutos antes de aclarar.

CHAMPÚS

Aromático e hidratante (todo tipo de cabello)

Ingredientes

- 200 ml de jabón base líquido natural (también puedes utilizar tu champú habitual, si es natural)
- 40 gotas de AE de lavanda *(Lavandula angustifolia)*
- 1 cp de AV de germen de trigo *(Triticum vulgare)*, si tienes el pelo seco

Preparación

1. Agrega el AE al jabón base y, si es necesario, el AV de germen de trigo.
2. Sacude la mezcla y utilízalo como champú habitual.

No poo

Si quieres adherirte al movimiento *No poo* (sin champú), a continuación encontrarás algunas propuestas.

Bicarbonato de sodio

Ingredientes

- 1 cp de bicarbonato de sodio natural
- 250 ml agua tibia filtrada
- 2 gotas de AE de palmarrosa *(Cymbopogon martinii)*

si tienes caspa, romero *(Rosmarinus officinalis Qt verbenona)* para tonificar y prevenir la caída del cabello o lavanda *(Lavandula angustifolia)* por sus propiedades relajantes y maravilloso aroma

Preparación

1. Mezcla el bicarbonato con agua tibia y añade el AE elegido.
2. Mójate el pelo, aplícate la mezcla y masajea; primero el cuero cabelludo y después al resto del cabello.
3. Déjalo actuar 2-3 minutos y aclara con agua tibia.
4. Finaliza con el acondicionador de vinagre de manzana (pág. 123).

Nota: El bicarbonato de sodio es muy alcalino y si abusas puede resecar el cabello. No te excedas en la cantidad ni lo utilices diariamente. Aportará cuerpo y volumen a tu pelo, sin utilizar químicos innecesarios, pero es importante finalizar con un acondicionador que tenga un pH más ácido y cercano al del cabello como el del vinagre de manzana que, además, le aportará un brillo especial.

Harina de centeno

Ingredientes

- 4 cs de harina de centeno (la cantidad puede ser superior o inferior en función de si tienes el pelo más o menos largo. No aconsejado si eres celíaco)

- Agua tibia filtrada (dependerá de la cantidad de harina que utilizemos)

Preparación

1. Pon la harina de centeno en un bol.
2. Añade agua en cantidad suficiente hasta conseguir una mezcla similar a la de un champú convencional.
3. Mójate el pelo y aplícate la mezcla mediante un masaje suave.
4. Déjala actuar 2-3 minutos y enjuaga hasta eliminar cualquier resto de harina.
5. Finaliza con el acondicionador de vinagre de manzana (pág. 123).

Ghassoul (todo tipo de cabello)

Ingredientes

- 250 ml de agua caliente filtrada
- 2 cs de arcilla *Ghassoul*
- 1 cs de AV de Argán *(Argania spinosa)*, si tienes el pelo muy seco
- Opcionalmente, cuando la mezcla esté tibia, puedes añadir: 3 gotas de AE de romero *(Rosmarinus officinalis Qt verbenona)*, para un toque tonificante, menta *(Mentha piperita)* si notas la cabeza espesa, bergamota *(Citrus bergamia)*, para regular el exceso de sebo o árbol del té *(Melaleuca alternifolia)* en caso de caspa. (Elige sólo uno; puedes ir alternando)

Preparación

1. Desenreda cuidadosamente tu pelo.
2. Mezcla la arcilla con el agua caliente en un bol. Espera unos minutos a que la arcilla absorba toda el agua.
3. Cuando la mezcla esté tibia, puedes añadir el AV de argán y los aceites esenciales si los utilizas. Remueve de nuevo.
4. Moja tu pelo con agua tibia y aplícate la mezcla practicando un masaje, como lo harías con un champú convencional.
5. Deja actuar la arcilla 4-5 minutos.
6. Enjuaga hasta eliminar cualquier resto y aplícate uno de los acondicionadores propuestos en este capítulo o el que utilices habitualmente, si es ecológico.

GRASA

Sinergia de aceites esenciales para añadir al champú

Ingredientes

- 200 ml de jabón base líquido natural o champú ecológico
- 15 gotas de AE de bergamota *(Citrus bergamia)*
- 15 gotas de AE de lavanda *(Lavandula angustifolia)* `
- 10 gotas de AE de ylang-ylang *(Cananga odorata)*

Preparación

1. Envasa el jabón en un frasco opaco (también puedes utilizar tu champú habitual, si es natural).
2. Personalízalo con la sinergia de AE. Sacude el frasco para que se mezclen los ingredientes.
3. Lávate el pelo con este champú un par de veces por semana, haciendo un masaje suave.

MASCARILLAS CAPILARES

Cabellos frágiles, secos o castigados

Ingredientes

- 1 cp de AV de germen de trigo *(Triticum vulgare)*
- 2-3 cs de AV de aguacate *(Persea gratissima)*
- Si la sequedad te provoca prurito en el cuero cabelludo, puedes añadir 3 gotas de AE de manzanilla *(Chamaemelum nobile)*

Preparación

1. Mezcla todos los ingredientes.
2. Aplícate la mezcla con un masaje suave.
3. Envuelve la cabeza con una toalla húmeda caliente y deja que la mascarilla actúe durante mínimo 30 minutos.
4. Lávate el pelo con un champú ecológico o un jabón líquido neutro natural.

5. Aplícate primero el champú en seco y masajea.
6. Aclara y realiza un segundo lavado para que el pelo no quede graso.

Hidratante de jojoba y ylang-ylang

Ingredientes

- 1 cs de gel de aloe vera *(Aloe barbadensis)*
- 2-3 cs de AV de jojoba *(Simmondsia chinensis)*
- 2 gotas de AE de ylang-ylang *(Cananga odorata)*

Preparación

1. Mezcla todos los ingredientes en un bol, hasta conseguir una mezcla homogénea.
2. Aplícate la mascarilla en las puntas y, si tienes el pelo muy seco, también en las raíces.
3. Déjala actuar entre 30-60 minutos, en función del tiempo de que dispongas.
4. Lávate el pelo con un champú de elaboración propia o ecológico.
5. Aplícate primero el champú en seco y masajea.
6. Aclara y realiza un segundo lavado para que el pelo no quede graso.

Nutrir y proteger las puntas secas

Ingredientes

- 1 cp de manteca de karité *(Butyrospermum parkii)*
- 1 gota de AE de ylang-ylang *(Cananga odorata)*

Preparación

1. Calienta la manteca de karité entre las manos y añade el AE.
2. Pásate la mezcla por las puntas o por todo el pelo si lo tienes muy seco. En este último supuesto, deberás preparar más cantidad, especialmente si tienes el pelo largo.
3. Si vas a la playa o la piscina no será necesario que te laves el pelo.
4. Si te lo lavas, usa primero un champú ecológico o un jabón base líquido natural en seco.
5. Aclara y realiza un segundo lavado para evitar que queden restos de karité.

Nutritiva de aloe vera y aceite de coco

Ingredientes

- Gel de aloe vera *(Aloe barbadensis)*
- OV de coco *(Cocus nucifera)*

Preparación

1. Mezcla a partes iguales gel de aloe vera con el aceite de coco, hasta conseguir una mezcla homogénea. (Si es necesario, diluye previamente el aceite de coco al baño María).
2. Aplícate la mascarilla de manera uniforme y déjala actuar 25-30 minutos.
3. Si vas a la playa o a la piscina no será necesario que te laves el pelo.
4. Si te lo lavas, utiliza primero un champú ecológico o un jabón base líquido natural en seco.
5. Aclara y realiza un segundo lavado para que el pelo no quede graso.

Tonificante capilar de alholva

Ingredientes

- 1 cs de semillas molidas de alholva o fenogreco *(Trigonella foenum-graecum)*
- 1-2 cs de AV de coco *(Cocus nucifera)* o de sésamo *(Sesamum indicum)*

Preparación

1. Mezcla los ingredientes en un bol, hasta conseguir una mezcla homogénea.
2. Aplícate la mascarilla en el cuero cabelludo y déjala actuar mínimo 1 hora.

3. Lávate el pelo. Aplícate primero un champú natural en seco y masajea.
4. Aclara y realiza un segundo lavado, para que el pelo no quede graso.

Tonificante capilar de aloe vera

Ingredientes

- 3 cs de gel de aloe vera *(Aloe barbadensis)* (puedes comprarlo preparado o extraerlo directamente de las hojas de la planta)
- Agua filtrada

Preparación

1. Pon el gel de aloe vera en un bol.
2. Agrega un chorrito de agua y remueve hasta conseguir una textura homogénea.
3. Aplícate el gel en el cuero cabelludo con un masaje suave y deja actuar durante 30 minutos.
4. Aclara con agua tibia, sin enjabonar, y finaliza con agua fría.

TINTE NATURAL CON *HENNA*

La *henna* es un arbusto originario de África, Oriente Medio y Asia, especialmente de la India. Se obtiene triturando las hojas secas del arbusto *Lawsonia inermis* hasta conseguir un polvo muy fino. Además de dar color, disimular las canas, prevenir la grasa, la caspa y la caída del cabello, lo fortalece, nutre y aporta volumen. Aunque no cubre totalmente el pelo muy canoso, es una excelente alternativa, saludable, económica y fácil de usar, a los tintes químicos.

La *henna* no contiene amoníaco ni agua oxigenada y, por tanto, no decolora el pelo. Si es 100 por 100 natural obtendrás un color rojizo, cobre o anaranjado, en función de tu color natural o de la cantidad de canas que tengas. Es mejor no utilizarla si tienes el pelo decolorado o teñido con tintes convencionales, para no llevarte una sorpresa con el color final.

En el mercado encontrarás marcas que comercializan *henna* de diferentes colores, mezclándola con otras plantas (manzanilla, té, café, corteza de nogal…). Antes de comprarla, sin embargo, lee la etiqueta para asegurarse de que no esté mezclada con productos químicos.

Cómo aplicar la *henna*

1. Hierve agua en un cazo.
2. Pon la *henna* en un bol (no metálico) y añade el agua hirviendo hasta cubrirla.
3. Una vez haya absorbido toda el agua, remueve para terminar de mezclar. La consistencia no debe ser ni demasiado espesa ni demasiado clara. La cantidad de agua variará en función de la cantidad de *henna*. Siempre estás a tiempo de añadir un poco más de agua si es necesario.
4. Mientras se enfría ligeramente, protege las orejas, la línea del nacimiento del pelo y el cuello con un AV o crema de karité, para evitar que se tiña la piel.

5. Por la misma razón, utiliza unos guantes de plástico para proteger las manos al aplicarla.

6. Vístete con una camiseta vieja, porque si te cae alguna gota, la mancha no desaparece.

7. Una vez tibia, aplícate la mezcla sobre los cabellos secos, separándolos como lo harías con un tinte convencional.

8. Al terminar, masajea para repartir bien la *henna* por todo el pelo.

9. Cubre tu cabeza con un gorro de plástico y una toalla vieja y deja que la *henna* actúe como mínimo 2 o 3 horas. Cuanto más tiempo, más potenciarás el color. Si durante el proceso te aplicas alguna fuente de calor (secador, sol…), el color final será más intenso.

10. Enjuaga a conciencia tu pelo para eliminar todos los restos y lava la cabeza con uno de los champús propuestos en este capítulo o con un champú ecológico, al que puedes añadir 2-3 gotas de un AE, en función de tus necesidades o preferencias, si no te gusta el olor residual que deja la *henna* en el pelo.

11. Finaliza con un acondicionador ecológico o casero al final del lavado.

CARA

ANTI-AGING

Consejos generales

- **Los esenciales en tu alimentación:** Granos integrales, legumbres, frutos secos y semillas, especias y hierbas aromáticas, algas, germinados, grasas saludables, verduras, hortalizas y fruta fresca de temporada son los alimentos que no pueden faltar en tu dieta para gozar de buena salud y prevenir el envejecimiento prematuro, también desde el interior.

- **A evitar:** Azúcares, harinas y granos refinados, grasas hidrogenadas, edulcorantes artificiales, refrescos, comida procesada o precocinada, así como un consumo excesivo de proteína animal, si no eres vegetariano o vegano.

- **Estilo de vida:** Dormir las horas necesarias, evitar el estrés, el sedentarismo, el tabaco y el exceso de alcohol y de sol. Beber agua en cantidad suficiente para mantener el organismo bien hidratado.

Amaroli

En el capítulo 3 encontrarás una pincelada de la urinoterapia y de sus propiedades a nivel cutáneo. Puedes utilizar este cosmético, siempre a tu alcance y totalmente gratuito, para hidratar y nutrir la piel, para el afeitado o para tratar problemas dermatológicos como atopía, eccema, etc.

Procedimiento

1. A cualquier hora del día, si estás en casa, puedes mojar un algodón con orina fresca y aplicártela en cara, cuello, escote y manos.

2. Pasados unos 30 minutos, si es necesario, puedes refrescar la piel con un hidrolato (capítulo 3).

Nota: Puede parecer poco higiénico de entrada, pero la orina fresca es antiséptica y una vez seca no huele. Si practicas el urinoterapia, aunque sea sólo a nivel cosmético, es importante seguir una dieta saludable y lo más limpia posible.

CONTORNO DE OJOS

Para hidratar la delicada zona del contorno de los ojos, una gota de AV de germen de trigo *(Triticum vulgare)*, coco *(Cocus nucifera)*, argán *(Argania spinosa)*, espino amarillo *(Hippophae rhamnoides)*, etc., son suficientes. Sin embargo, a continuación te propongo algunas fórmulas para un tratamiento más intensivo.

Bolsas y ojeras

Ingredientes

- 20 ml de AV de calófilo *(Calophyllum inophyllum)*
- 2 gotas de AE de geranio de Egipto *(Pelargonium asperum)*
- 2 gotas de AE de zanahoria *(Daucus carota)*

Preparación

1. Con la cara limpia, practica un masaje suave con 2-3 gotas de la mezcla, sin presionar, hasta conseguir una completa absorción.

2. Finaliza con pequeños golpecitos alrededor de los ojos. (Evita el contacto con los ojos).

Emulsión nutritiva suave

Ingredientes

- 20 ml de AV de coco *(Cocus nucifera)*
- 10 ml de AV de germen de trigo *(Triticum vulgare)*
- 2 gotas de AE de jara *(Cistus ladaniferus)*

Preparación

1. Diluye el AV de coco al baño María (en verano no será necesario).
2. Fuera del fuego, añade el AV de germen de trigo y remueve.
3. Cuando la mezcla esté tibia, incorpora el AE y vuelve a mezclar.
4. Envasa en un frasco pequeño, opaco y con tapa. Deja reposar unas horas hasta que vuelva a coger cuerpo.
5. Aplícate suavemente una pequeña cantidad de la mezcla en el contorno de los ojos, mañana y noche. (Evita el contacto con los ojos).
6. Finaliza con pequeños golpecitos alrededor de los ojos.

Nota: En verano el AV de coco es líquido. Los cambios de temperatura, sin embargo, no alteran sus propiedades. Si te gusta una textura más densa, puedes guardar la mezcla en la nevera.

Sérum nutritivo concentrado

Ingredientes

- 5 ml de AV de argán *(Argania spinosa)*
- 5 ml de AV de espino amarillo *(Hippophae rhamnoides)*
- 10 ml de AV de onagra *(Oenothera biennis)*
- 2 gotas de AE de rosa *(Rosa damascena)*
- 2 gotas de AE de mirto *(Myrtus comunis Qt cineol)*
- 2 gotas de AE de palo de rosa *(Aniba rosaeodoroa)*

Preparación

1. Envasa la mezcla en un frasco opaco con cuentagotas.
2. Aplícate suavemente una pequeña cantidad en el contorno de ojos, mañana y noche. (Evita el contacto con los ojos).
3. Finaliza con pequeños golpecitos alrededor de los ojos.

Mascarillas para atenuar las patas de gallo

Aguacate y almendras dulces

Ingredientes

- ½ aguacate maduro
- 1 cc de AV de almendras dulces *(Prunus amygdalus)*

Preparación

1. Chafa la pulpa del aguacate con un tenedor y mézclala con el aceite de almendras.
2. Con la piel limpia, aplícate suavemente la mascarilla en el contorno de los ojos y déjala actuar 15-20 minutos.
3. Enjuaga con agua fría.
4. Repite la aplicación 2 o 3 veces por semana.

Aloe vera y germen de trigo

Ingredientes

- 1 cs de gel de aloe vera *(Aloe barbadensis)*
- 1 cc de AV de germen de trigo *(Triticum vulgare)*

Preparación

1. Mezcla ambos ingredientes hasta obtener una mezcla cremosa.
2. Con la piel libre de maquillaje, aplícate la mascarilla y déjala actuar unos 15-20 minutos.
3. Enjuaga con agua fría.
4. Repite la aplicación 2 o 3 veces por semana.

CREMAS ANTIARRUGAS CARA Y CUERPO

Nutritiva con aceites vegetales y esenciales

Ingredientes

- 70 g de manteca de karité *(Butyrospermum parkii)*
- 5 ml de AV de onagra *(Oenothera biennis)*
- 5 ml de AV de germen de trigo *(Triticum vulgare)*
- 10 ml de AV de rosa mosqueta *(Rosa rubiginosa)*
- 10 ml de AV de argán *(Argania spinosa)*
- 10 gotas de AE de jara *(Cistus ladaniferus)*
- 10 gotas de AE de rosa *(Rosa damascena)*
- 10 gotas de AE de incienso *(Boswellia rivae)*

Preparación

1. Diluye la manteca de karité al baño María.
2. Una vez fuera del fuego, cuando esté tibia, añade los AV y los AE.
3. Remueve y envasa la mezcla en un frasco opaco con tapa (tardará unas horas o puede que un día en volver a coger cuerpo, en función de la temperatura ambiente).
4. Con la piel limpia y tonificada, utilízala como hidratante mañana y / o noche.

Personalizada de karité y aguacate

Ingredientes

- 70 g de manteca de karité *(Butyrospermum parkii)*
- 30 ml de AV de aguacate *(Persea gratissima)*
- Añade un total de 10 gotas de uno o varios AE en función de tus necesidades (encontrarás sugerencias al final de la receta)

Preparación

1. Diluye la manteca de karité al baño María, a fuego bajo.
2. Una vez fuera del fuego, cuando el karité esté tibio, agrega el AV de aguacate y los AE si los utilizas.
3. Mezcla todos los ingredientes con una espátula.
4. Envasa en un frasco de vidrio con tapa, mejor opaco. No cierres el frasco hasta que el karité haya vuelto a coger cuerpo; puede tardar varias horas o incluso un día, en función de la temperatura ambiente.
5. Utiliza esta magnífica y cremosa fórmula después de la ducha o cuando necesites una dosis extra de hidratación, ya sea para la cara o el cuerpo y muy especialmente para codos, rodillas, talones, manos... o, incluso, para hidratar las puntas del pelo si está muy reseco. ¡No es necesario mantenerla refrigerada!

Ejemplos de mezclas suaves:

- **Piel envejecida:** 5 gotas de AE de jara *(Cistus ladaniferus)* y 5 gotas de AE de incienso *(Boswelia carterii)* o 5 gotas de AE de jara *(Cistus ladaniferus)* y 5 gotas de AE de rosa *(Rosa damascena)*.
- **Piel seca:** 5 gotas de AE de geranio de Egipto *(Pelargonium asperum)* y 5 gotas de AE de ylang-ylang *(Cananga odorata)* o 5 gotas de AE de lavanda *(Lavandula angustifolia)* y 5 gotas de AE de ylang-ylang *(Cananga odorata)*.
- **Piel sensible o inflamada:** 5 gotas de AE de lavanda *(Lavandula angustifolia)* y 5 gotas de AE de katafray *(Cedrelopsis grevei)* o 5 gotas de AE de manzanilla *(Chamaemelum nobile)* y 5 gotas de AE de katafray *(Cedrelopsis grevei)*.

LOCIONES FACIALES *ANTIAGING*

Antiarrugas con aceites vegetales

Ingredientes

- 25 ml de AV de rosa mosqueta *(Rosa rubiginosa)*
- 25 ml de AV de argán *(Argania spinosa)*
- 25 ml de AV de chía *(Salvia hispanica)*
- 15 ml de AV de germen de trigo *(Triticum vulgare)*
- 10 ml de AV de semillas de granada *(Punica granatum)*

Preparación

1. Envasa todos los AV en un frasco opaco con cuentagotas y agita la mezcla.
2. Utiliza la mezcla como hidratante facial, corporal o de manos siempre que lo necesites.

Hidratante antiarrugas de argán y rosa mosqueta

Ingredientes

- 10 ml de AV de argán *(Argania spinosa)*
- 10 ml de AV de rosa mosqueta *(Rosa rubiginosa)*
- 4 gotas de AE de mirto verde *(Myrtus communis Qt cineol)*
- 3 gotas de AE de jara *(Cistus ladaniferus)*
- 3 gotas de AE de neroli *(Citrus aurantium ssp amara)*

Preparación

1. Envasa todos los ingredientes en un frasco opaco con cuentagotas.
2. Aplícate unas gotas de la loción en cara, cuello y escote, por la mañana y/o por la noche después de limpiar y tonificar la piel.

Hidratante antiarrugas de aguacate y chufa

Ingredientes

- 10 ml de AV de aguacate *(Persea gratissima)*
- 10 ml de AV de rosa mosqueta *(Rosa rubiginosa)*
- 15 ml de AV de chufa *(Cyperus esculentus)*
- 5 ml de AV de germen de trigo *(Triticum vulgare)*
- 10 gotas de AE de jara *(Cistus ladaniferus)*
- 5 gotas de AE de rosa *(Rosa damascena)*
- 5 gotas de AE de sándalo de Australia *(Santalum spicatum)*

Preparación

1. Envasa todos los ingredientes en un frasco opaco con cuentagotas.
2. Aplícate unas gotas de la loción en cara, cuello y escote, por la mañana y/o por la noche después de limpiar y tonificar la piel.

Nutritiva de espino amarillo y granada (noche, para pieles maduras o envejecidas)

Ingredientes

- 5 ml de AV de espino amarillo *(Hippophae rhamnoides)* (ten cuidado con la ropa porque tiñe)
- 5 ml de AV de granada *(Punica granatum)*
- 5 ml de AV de germen de trigo *(Trinicum vulgare)*

- 15 ml de AV de borraja *(Borago officinalis)*
- 20 ml de AV de rosa mosqueta *(Rosa rubiginosa)*
- 10 gotas de AE de rosa *(Rosa damascena)*
- 10 gotas de AE de incienso *(Boswellia rivae)*
- 5 gotas de AE de neroli *(Citrus aurantium ssp amara)*

Preparación

1. Envasa la fórmula en un frasco opaco con cuentagotas.
2. Aplícate unas gotas de la loción en cara, cuello y escote por la noche, después de limpiar y tonificar la piel.

Reafirmante pieles maduras, cansadas y apagadas

Ingredientes

- 10 ml de AV de borraja *(Borago officinalis)*
- 30 ml de AV de chía *(Salvia hispanica)*
- 10 gotas de AE de lavanda de Sevilla *(Lavandula stoechas ssp luisieri)*
- 5 gotas de AE de mirto *(Myrtus communis Qt cineol)*
- 5 gotas de AE de incienso *(Boswellia rivae)*

Preparación

1. Envasa la fórmula en un frasco opaco con cuentagotas.
2. Aplícate unas gotas de la loción en cara, cuello y escote,

por la mañana y / o por la noche después de limpiar y
tonificar la piel.

Nota: Si no tienes los AV aconsejados para estas lociones o te
gusta más la textura de crema, puedes envasar sólo los AE en
un frasco opaco con cuentagotas y añadir 2 gotas de la mezcla
a tu dosis de crema hidratante o nutritiva ecológica habitual,
para potenciar su efecto.

MASCARILLA FACIAL DE AGUACATE, PLÁTANO Y ESPIRULINA (PIEL ENVEJECIDA)

Ingredientes

- ½ aguacate maduro
- ½ plátano
- 1-2 cp de AV de aguacate *(Persea gratissima)*
- 1 cc de alga espirulina en polvo
- 2 gotas de AE de jara *(Cistus ladaniferus)*

Preparación

1. Tritura el aguacate, el plátano y el AV hasta conseguir un puré.
2. Incorpora el alga y el AE y mezcla.
3. Aplícate la mascarilla en cara, cuello y escote, con la piel limpia, y déjala actuar durante 15-30 minutos.
4. Retírala con agua tibia y acaba con agua fría.
5. Tonifica la piel e hidrátala en función de tus necesidades.

SÉRUM PARA MEJORAR LAS MANCHAS DE LA EDAD

Ingredientes

- 60 gotas de AV de rosa mosqueta *(Rosa rubiginosa)*
- 20 gotas de AV de ricino *(Ricinus communis)*
- 10 gotas de AE de zanahoria *(Daucus carota)*
- 15 gotas de AE de apio *(Apium graveolens)*
- 15 gotas de AE de levístico *(Levisticum officinalis)* (no huele demasiado bien; no lo utilices si tienes una cita)

Preparación

1. Envasa la fórmula en un frasco opaco con cuentagotas.
2. Aplícate una gota del suero sólo en la mancha que quieras tratar 1 o 2 veces al día.
3. Evita la exposición al sol después de su aplicación; el AE de apio y el AE de levístico pueden ser fotosensibilizantes.

DESMAQUILLANTES

A continuación te propongo dos desmaquillantes para la cara y el cuello y uno para el contorno de ojos. Mezcla y envasa el AV y el AE, en el caso de los desmaquillantes para la cara y el cuello. Aplícate el desmaquillante mediante un masaje suave, retira con un *tissue*, enjuágate la cara con agua fresca y finaliza con una loción tónica de las propuestas en este capítulo. Si es necesario, hidrata después la piel según tus necesidades.

Aceite de coco (desmaquillante de ojos)

Ingredientes

- AV de coco *(Cocus nucifera)* (Puedes utilizar también aceite de oliva virgen *(Olea europaea)*

Nota: Los AV de coco y de oliva, son también unos excelentes desmaquillantes para cara y cuello.

Almendras dulces y lavanda (cara y cuello, todo tipo de piel)

Ingredientes

- 100 ml de AV de almendras dulces *(Prunus amygdalus)*
- 10 gotas de AE de lavanda *(Lavandula angustifolia)*

Jojoba y bergamota (cara y cuello, piel grasa)

Ingredientes

- 100 ml de AV de jojoba *(Simmondsia chinensis)*
- 10 gotas de AE de bergamota *(Citrus bergamia)*

Nota: El aceite de bergamota puede ser fotosensibilizante. Aunque una vez desmaquillada la piel lo retirarás y te lavarás la cara, es mejor que no uses esta loción desmaquillante de día, si vas a exponerte al sol. Puedes sustituirlo por AE de palmarrosa *(Cymbopogon martini)*.

LOCIONES FACIALES HIDRATANTES Y NUTRITIVAS

Para pieles que no requieren un tratamiento *antiaging* específico, las lociones que te propongo a continuación están elaboradas única y exclusivamente con AV y AE. Son muy sencillas de preparar. Sólo deberás envasar los ingredientes en un frasco opaco con cuentagotas y aplicar unas gotas de la sinergia mañana y/o noche en cara, cuello y escote, con la piel limpia y tonificada con uno de los tónicos adaptados a cada tipo de piel que encontrarás en este mismo apartado.

Nocturna relajante

Ingredientes

- 20 ml de AV de nuez de albaricoque *(Prunus armeniaca)*
- 3 gotas de AE de naranjo amargo *(Citrus aurantium ssp amara)*
- 3 gotas de AE de mejorana *(Origanum majorana)*
- 2 gotas de AE de mandarina *(Citrus reticulata)*
- 2 gotas de AE de lavanda *(Lavandula angustifolia)*

Piel grasa o mixta

Ingredientes

- 20 ml de AV de jojoba *(Simmondsia chinensis)*
- 5 gotas de AE de bergamota *(Citrus bergamia)*

- 5 gotas de AE palmarrosa *(Cymbopogon martini)*

Nota: Si usas la loción de día, sustituye el AE de bergamota *(Citrus bergamia)* por AE de lavanda *(Lavandula angustifolia)*; los cítricos pueden ser fotosensibilizantes.

Piel normal

Ingredientes

- 20 ml de AV de almendras dulces *(Prunus amygdalus)*
- 4 gotas de AE de lavanda *(Lavandula angustifolia)*
- 4 gotas de AE de geranio de Egipto *(Pelargonium asperum)*
- 2 gotas de AE de ylang-ylang *(Cananga odorata)*

Piel seca y madura

Ingredientes

- 10 ml de AV de aguacate *(Persea gratissima)*
- 10 ml de AV de rosa mosqueta *(Rosa rubiginosa)*
- 4 gotas de AE de rosa *(Rosa damascena)*
- 4 gotas de AE de jara *(Cistus ladaniferus)*
- 2 gotas de AE de incienso *(Boswellia carterii)*

Piel sensible o inflamada

Ingredientes

- 15 ml de AV de caléndula *(Calendula officinalis)*
- 5 ml de AV de germen de trigo *(Triticum vulgare)*
- 4 gotas de AE de manzanilla *(Matricaria chamomilla)*
- 4 gotas de AE de lavanda *(Lavandula angustifolia)*
- 2 gotas de AE de katafray *(Cedrelopsis grevei)*

MASCARILLAS FACIALES

Las mascarillas industriales contienen gran cantidad de químicos poco aconsejables para nuestra salud y la del medio ambiente, y su coste es considerablemente más elevado que las caseras elaboradas con ingredientes de primera calidad, muchos de los cuales probablemente tengas en la despensa. En algunas fórmulas se incluyen AE que puedes añadir de forma opcional para aumentar la eficacia de la mezcla.

Consejos generales

- El primer paso será elegir los ingredientes más adecuados adaptados a las necesidades de tu piel.
- Busca un momento de relax para aplicarte la mascarilla y conseguir mejores resultados.
- Si la mascarilla es de arcilla, puedes diluirla en agua filtrada, un hidrolato o agua de mar isotónica (1 parte de agua de mar y 3 partes de agua filtrada). Una vez tengas

la textura deseada, incorpora el resto de los ingredientes y aplícala directamente sobre la piel.

- Si utilizas alguna fruta, procura que sea ecológica. Conviértela en puré y, seguidamente, añade el resto de ingredientes.

- El polvo de algas, los AV y muy especialmente los AE, es mejor incorporarlos siempre al final de la preparación base y elegirlos en función de tu tipo de piel o de lo que pretendas conseguir.

- Antes de aplicar la mascarilla deberás tener la piel limpia. Si te maquillas, desmaquíllate primero con un AV (consulta el apartado de AV en el capítulo 3) o con alguna de las lociones desmaquillantes que encontrarás en este mismo capítulo.

- Deja actuar la mascarilla entre 15-30 minutos (en función del tiempo del que dispongas). Si es de arcilla, no esperes a que se seque del todo, para evitar la desagradable sensación de tirantez.

- Retira la mascarilla con agua tibia, termina con agua fría y tonifica con un hidrolato o uno de los tónicos con AE propuestos en este capítulo. Finalmente, hidrata la piel en función de tus necesidades.

- Aunque sean naturales, no apliques las mascarillas alrededor de los ojos; según los ingredientes utilizados, podría producirse algún tipo de irritación. Para descongestionar esta delicada zona, usa dos rodajas de pepino o dos bolsitas de té verde, que puedes reservar en la nevera después de preparar una infusión.

Aguacate (hidratante piel seca)

Ingredientes

- ½-1 aguacate, según el tamaño
- 2 cs de AV de oliva *(Olea europaea)* o de coco *(Cocus nucifera)*

Preparación

1. Chafa el aguacate con un tenedor y mezclar con el AV (si utilizas aceite de coco, quizá necesites diluirlo primero al baño María).
2. Aplícate la mascarilla en cara, cuello y escote.
3. Déjala actuar unos 30 minutos.
4. Retírala con agua tibia y termina con agua fría.
5. Tonifica la piel e hidrata en función de tus necesidades.

Alga espirulina (tonificante para todo tipo de piel)

Ingredientes

- 2 cs de alga espirulina en polvo (la misma que añades a sopas, cremas, batidos, zumos verdes…).
- Agua filtrada o hidrolato en cantidad suficiente para diluirla (elige el hidrolato que más se adapte a tu tipo de piel. Consulta el capítulo 3).

Opcionalmente, puedes añadir un AE en función de tus necesidades:

- **Piel madura o envejecida:** 2 gotas de AE jara *(Cistus ladaniferus)* o 2 gotas de AE de incienso *(Boswelia carterii)*.
- **Piel grasa o con acné:** 2 gotas de AE de árbol del té *(Melaleuca alternifolia)* o 2 gotas de AE de bergamota *(Citrus bergamia)*. Recuerda que los cítricos pueden ser fotosensibilizantes. No utilices AE de bergamota si vas a exponerte al sol.
- **Piel normal o todo tipo de piel:** 2 gotas de AE de lavanda *(Lavandula angustifolia)*.
- **Piel sensible o inflamada:** 2 gotas de AE de manzanilla *(Chamaemelum nobile)*.

Preparación

1. Mezcla la espirulina con el agua o el hidrolato.
2. Añade el AE, si lo utilizas, y remueve hasta conseguir una textura más bien espesa y homogénea.
3. Aplícate la mascarilla en cara, cuello y escote con un pincel.
4. Déjala actuar durante unos 30 minutos.
5. Retírala primero con agua tibia y acaba con agua fría.
6. Tonifica e hidrata en función de tus necesidades.

Nota: Puedes utilizar también esta mascarilla para el cuerpo o para el pelo, aumentando la cantidad en función del área de aplicación.

Alga wakame (tonificante todo tipo de piel)

Ingredientes

- 1 tira o 1 cs de alga wakame en copos (la misma que usas para cocinar)
- Agua filtrada o hidrolato (elige el hidrolato que más se adapte a tu tipo de piel. Consulta el capítulo 3)
- 1 cs de arcilla blanca o verde
- 2 gotas de AE de lavanda *(Lavandula angustifolia)*

Preparación

1. Pon el alga en remojo durante unos 30 minutos en un poco de agua filtrada o en un hidrolato y, después, tritúralo todo junto con la batidora.
2. Incorpora la arcilla a la mezcla. Remueve hasta conseguir una textura homogénea, ni muy espesa ni muy líquida. Si es necesario, rectifica de líquido o de arcilla en función del resultado.
3 Añade el aceite esencial y vuelve a mezclar.
4. Aplícate la mezcla en cara, cuello y escote con un pincel o directamente con la mano, si la textura de la mascarilla te lo permite.
5. Déjala actuar entre 15-20 minutos. Retírala con agua tibia y termina con agua fría.
6. Tonifica e hidrata en función de tus necesidades.

Nota: Si tienes la piel grasa o con acné, en vez de la AE de lavanda *(Lavandula angustifolia)*, puedes añadir a la mascarilla 1 gota de AE de árbol del té *(Melaleuca alternifolia)* o 1 gota de

AE de limón *(Citrus limon)*. Los cítricos pueden ser fotosensibilizantes. No utilices AE de limón si vas a exponerte al sol.

Aloe vera y aceite de coco
(hidratante todo tipo de piel)

Ingredientes

- 2 cs de AV de coco *(Cocos nucifera)*
- 2 cs de gel de aloe vera *(Aloe barbadensis)*
- 2 gotas de AE de lavanda *(Lavandula angustifolia)*

Preparación

1. Si es invierno, diluye el aceite de coco al baño María.
2. Mezcla con el resto de los ingredientes y aplícate la mascarilla con un pincel.
3. Crea una atmósfera relajante y tranquila y déjala actuar entre 15-30 minutos.
4. Retira con agua tibia y termina con agua fría.
5. Tonifica la piel e hidrata en función de tus necesidades.

Arcilla y aceite vegetal
(purificante todo tipo de piel)

Ingredientes

- 1 cs de arcilla verde (puedes utilizar otro tipo de arcilla en función de tu tipo de piel. Consulta el capítulo 3)

- 1 cp AV de almendras dulces *(Prunus amygdalus)*, o de nuez de albaricoque *(Prunus armeniaca)* para una limpieza más suave. (Si tienes la piel grasa no será necesario añadir el AV).
- Agua filtrada o un hidrolato *(véase* capítulo 3) en vez del agua, hasta conseguir una mezcla homogénea.

Preparación

1. Mezcla todos los ingredientes en un bol.
2. Aplícate una capa espesa de arcilla en la cara, cuello y escote.
3. Estírate en el sofá y relájate 10 minutos con una música tranquila.
4. Retira la arcilla con un masaje suave, haciendo pequeños círculos; actuará como un exfoliante, especialmente si no has añadido AV.
5. Elimina los restos con agua tibia y termina con agua fría.
6. Tonifica la piel e hidrata en función de tus necesidades.

Clarificante con cúrcuma (nocturna)

Ingredientes

- ¼ cc de cúrcuma en polvo (¡en la despensa de las especias seguro que tienes la maravillosa cúrcuma!)
- 2 cs de harina de garbanzo (la que utilizas para cocinar)
- Un chorrito de agua filtrada o hidrolato de jara *(Cistus ladaniferus)*

- 1 gota de AE de apio *(Apium graveolens)*
- 1 gota de AE de zanahoria *(Daucus carota)*

Preparación

1. Mezcla la cúrcuma con la harina de garbanzo y el agua o el hidrotato en cantidad suficiente hasta conseguir una mezcla más bien espesa.
2. Agrega los AE y remueve hasta conseguir una textura homogénea.
3. Aplícate la mascarilla en cara, cuello y escote con un pincel y déjala actuar unos 30 minutos.
4. Retírala con agua tibia y termina con agua fría.
5. Tonifica la piel e hidrata en función de tus necesidades.

Nota: No uses AE de apio si vas a exponerte al sol, puede ser fotosensibilizante. En este caso, sustitúyelo por 2 gotas de AE de zanahoria.

Hidratante y calmante de caléndula y aloe vera (piel sensible o inflamada)

Ingredientes

- 60 g de gel de aloe vera *(Aloe barbadensis)*
- 2 cs de AV de caléndula *(Calendula officinalis)*
- 2 gotas de AE de manzanilla *(Chamaemelum nobile)*

Preparación

1. Mezcla todos los ingredientes en un bol.
2. Aplícate la mascarilla en cara, cuello y escote con un pincel.
3. Déjala actuar unos 30 minutos.
4. Retírala con agua tibia y termina con agua fría.
5. Tonifica e hidrata en función de tus necesidades.

Salvado de avena y germen de trigo (hidratante y calmante piel sensible)

Ingredientes

- 2 cs de salvado de avena
- 1 cs de AV de germen de trigo *(Triticum vulgare)*
- 1 cs de AV de caléndula *(Calendula officinalis)*
- 1 gota de AE de manzanilla *(Chamaemelum nobile)*

Preparación

1. Mezcla primero los AV con el AE y, después, añade el salvado de avena.
2. Remueve hasta conseguir una mezcla homogénea. Si es necesario, añade más AV de germen de trigo o de caléndula.
3. Aplícate la mascarilla en cara, cuello y escote con un pincel y déjala actuar 25-30 minutos.
4. Retírala con agua tibia y termina con agua fría.
5. Tonifica la piel e hidrata en función de tus necesidades.

Tónicos faciales

A continuación te propongo algunos tónicos faciales adaptados a los diferentes tipos de piel. Puedes elaborarlos con agua filtrada o a partir de un hidrolato (*véase* capítulo 3), ya sea solo o en sinergia con algún AE. Si utilizas un AE, sólo deberás añadirlo al hidrolato y agitar la botella antes de cada uso. Aplícate el tónico en forma de espray o con un algodón sobre la piel limpia y a continuación, si lo deseas, puedes hidratar según tus necesidades.

Despertar matutino

Ingredientes

- 100 ml de agua filtrada o hidrolato de lavanda (*Lavandula angustifolia*)
- 1 cs de vinagre de manzana ecológico sin filtrar
- 3-5 gotas de AE de menta (*Mentha piperita*)

Piel mixta, grasa o acnéica

Ingredientes

- 100 ml de agua filtrada o hidrolato de ciprés (*Cupressus sempervirens*) o de tomillo (*Thymus vulgaris*)
- 6 gotas de AE de palmarrosa (*Cymbopogon martini*)
- 4 gotas de AE de árbol del té (*Melaleuca alternifolia*)

Piel normal o seca

Ingredientes

- 100 ml de agua filtrada o hidrolato de rosa *(Rosa damascena)*
- 5 gotas de AE de lavanda *(Lavandula angustifolia)*
- 5 gotas de AE de geranio de Egipto *(Pelargonium asperum)*

CUERPO

CREMAS

Aceite de coco y aguacate

Ingredientes

- 70 ml de AV de coco *(Cocus nucifera)*
- 30 ml de AV de aguacate *(Persea gratissima)*
- 20 gotas de AE de lavanda *(Lavandula angustifolia)*

Preparación

1. Diluye el AV de coco al baño María.
2. Retíralo del fuego, y cuando esté tibio, añade el AV de aguacate y el AE.
3. Remueve y envasa en un frasco opaco con tapa.
4. Ideal para después de la ducha o cuando necesites un toque extra de hidratación.

Nota: En invierno, al cabo de unas horas volverá a coger cuerpo. En verano, el aceite de coco se vuelve líquido. Si te gusta con consistencia más densa, guarda la mezcla en la nevera.

Antioxidante extrahidratante

Ingredientes

- 50 g de manteca de karité *(Butyrospermum parkii)*
- 20 g de gel de aloe vera *(Aloe barbadensis)*
- 10 ml de AV de germen de trigo *(Triticum vulgare)*
- 10 ml de AV de semilla de granada *(Punica granatum)*
- 10 ml de AV de espino amarillo *(Hippophae rhamnoides)*
- 10 gotas de AE de rosa *(Rosa damascena)*
- 10 gotas de AE de palo de rosa *(Aniba rosaedora)*

Preparación

1. Diluye la manteca de karité al baño María.
2. Retírala del fuego, envásala y cuando la mezcla esté tibia, agrega el gel de aloe vera y los AV y AE.
3. Remueve y espera unas horas para que vuelva a coger cuerpo.

Nota: También puedes usar 20 gotas de cualquier otro AE que se adapte a tu tipo de piel y cuyo aroma te resulte agradable, o bien una mezcla de diferentes AE, sin exceder el total de gotas aconsejadas.

Cacao y karité (piel seca y desvitalizada)

Ingredientes

- 35 g de manteca de karité *(Butyrospermum parkii)*
- 35 g de manteca de cacao *(Theobroma cacao)*
- 25 ml de AV de borraja *(Borago officinalis)*
- 5 ml de AV de germen de trigo *(Triticum vulgare)*
- 15 gotas de AE de sándalo de Australia *(Santalum spicatum)*
- 15 gotas de AE de ylang-ylang *(Cananga odorata)*

Preparación

1. Diluye las mantecas al baño María.
2. Fuera del fuego, cuando la mezcla esté tibia, incorpora los AV y los AE.
3. Remueve y envasa en un frasco opaco con tapa. Al cabo de unas horas volverá a coger cuerpo.
4. Utiliza la crema después de la ducha o cuando necesites un toque extra de hidratación.

Estrías del embarazo (prevención)

Ingredientes

- 50 g de manteca de karité *(Butyrospermum parkii)*
- 20 ml de AV de coco *(Cocus nucifera)*
- 10 ml de AV de germen de trigo *(Triticum vulgare)*

- 20 ml de AV de rosa mosqueta *(Rosa rubiginosa)*
- 5 gotas de AE de lavanda *(Lavandula angustifolia)* (opcional)

Preparación

1. Diluye la manteca de karité y el AV de coco al baño María (si es verano, el AV de coco ya estará líquido a temperatura ambiente).
2. Una vez fuera del fuego añade los otros AV, y cuando la mezcla se haya enfriado el AE.
3. Remueve, envasa, deja que la mezcla coja cuerpo y aplica generosamente mañana y noche con un masaje suave.

Nota: El AE de la lavanda es seguro durante el embarazo, pero si lo prefieres, puedes preparar la mezcla sólo con la manteca de karité y los AV.

GELES

Anticelulítico

Ingredientes

- 100 ml de gel de aloe vera *(Aloe barbadensis)*
- 20 gotas de AE enebro *(Juniperus communis)*
- 20 gotas de AE de ciprés *(Cupressus sempervirens)*
- 10 gotas de AE de limón *(Citrus limon)*

Preparación

1. Mezcla todos los ingredientes y envasa en un frasco opaco con tapa.
2. Aplícate el gel en masaje una o dos veces al día, tras friccionar la zona a tratar con un guante de crin.

Nota: No uses el gel si vas a exponerte al sol; el AE de limón puede ser fotosensibilizante.

Posdepilación

Ingredientes

- 1 cs de gel de aloe vera *(Aloe barbadensis)*
- 1 cc de AV de caléndula *(Calendula officinalis)*
- 1 cc de AV de chufa *(Cyperus esculentus)*
- 2 gotas de AE de árbol del té *(Melaleuca alternifolia)*

Preparación

1. Mezcla los ingredientes en un bol.
2. Aplícate la loción con un masaje suave después de la depilación, para calmar la piel y desinfectarla con el AE de árbol del té, en caso de que se haya producido alguna pequeña herida si te has depilado con cuchilla.

Reafirmante y drenante de muslos

Ingredientes

- 80 ml de gel de aloe vera *(Aloe barbadensis)*
- 20 ml de AV de calófilo *(Calophyllum inophyllum)*
- 20 gotas de AE de pomelo *(Citrus paradisii)*
- 15 gotas de AE enebro *(Juniperus communis)*
- 10 gotas de AE de siempreviva *(Helichrysum italicum)*
- 5 gotas de AE de canela de Ceilán *(Cinnamomum verum o zeylanicum)*

Preparación

- Mezcla todos los ingredientes y envasa en un frasco opaco con tapa.
- Aplícate el gel en masaje una o dos veces al día, después de friccionar la zona a tratar con un guante de crin.

Nota: No uses el gel si vas a exponerte al sol; los AE de cítricos pueden ser fotosensibilizantes.

LOCIONES

Anticelulítica con calófilo

Ingredientes

- 90 ml de AV de calófilo *(Calophyllum inophyllum)*
- 10 ml de AV de jojoba *(Simmondsia chinensis)*

- 20 gotas de AE de pomelo *(Citrus paradisii)*
- 15 gotas de AE de ciprés *(Cupressus sempervirens)*
- 10 gotas de AE de enebro *(Juniperus communis)*
- 5 gotas de AE de canela de Ceilán *(Cinnamomum verum o zeylanicum)*

Preparación

1. Envasa todos los ingredientes en un frasco y agita la mezcla.
2. Aplícate la loción en masaje dos veces al día, después de friccionar suavemente la zona a tratar con un guante de crin.

Nota: No te apliques esta loción vas a exponerte al sol. Los AE de cítricos pueden ser fotosensibilizantes.

Hidratante de argán y aceite esencial de rosa

Ingredientes

- 90 ml de AV de argán *(Argania spinosa)*
- 10 ml de AV de jojoba *(Simmondsia chinensis)*
- 25 gotas de AE de rosa *(Rosa damascena)*

Preparación

1. Envasa todos los ingredientes en un frasco opaco y agita para mezclarlos.
2. Aplícate la loción al salir de la ducha con la piel ligeramente húmeda.

Hidratante para los más pequeños de la casa (cara y cuerpo, para después del baño)

Ingredientes

- 50 ml de AV de caléndula *(Calendula officinalis)*
- 50 ml de AV de sésamo *(Sesamum indicum)*
- 2 gotas de AE de lavanda *(Lavandula angustifolia)* (opcional)

Preparación

1. Mezcla los AV y el AE de lavanda, si lo quieres usar.
2. Envasa en una botella opaca e hidrata la piel de tu hijo o hija después del baño.

Hidratante suave (todo tipo de piel)

Ingredientes

- 50 ml de AV de jojoba *(Simmondsia chinensis)*
- 50 ml de AV de almendras dulces *(Prunus amygdalus)*,

avellana *(Corylus avellana)* o nuez de albaricoque *(Prunus armeniaca)* (puedes elegir el que más te guste)
- 10 gotas de AE de lavanda *(Lavandula angustifolia)*
- 5 gotas de AE geranio de Egipto *(Pelargonium asperum)*

Preparación

1. Envasa todos los ingredientes en un frasco opaco y agita para mezclarlos.
2. Aplícate la loción al salir de la ducha con la piel ligeramente húmeda.

Tonificante para el pecho

Ingredientes

- 50 ml de AV de almendras dulces *(Prunus amygdalus)*
- 10 gotas de AE de geranio de Egipto *(Pelargonium asperum)*
- 10 gotas de AE de ylang-ylang *(Cananga odorata)*
- 5 gotas de AE de rosa *(Rosa damascena)*

Preparación

1. Envasa todos los ingredientes en un frasco opaco y agita para mezclarlos.
2. Aplícate unas gotas de la loción en el pecho al salir de la ducha con la piel ligeramente húmeda.

MASCARILLAS CORPORALES

En líneas generales, sirven los mismos consejos indicados para las mascarillas faciales, que encontrarás en este mismo capítulo. Algunas puedes emplearlas también a nivel corporal; sólo deberás aumentar sus cantidades. Idealmente, antes de aplicar la mascarilla corporal, realiza un baño seco (página 133). Evita utilizar las mascarillas corporales en la planta de los pies; ¡podrías resbalar!

Alga espirulina (depurativa y tonificante)

Ingredientes

- 8 cs de alga espirulina en polvo (también puedes aplicártela en la cara)
- Agua filtrada o un hidrolato (*véase* capítulo 3), en cantidad suficiente hasta conseguir una mezcla homogénea, pero un poco espesa para poder manipularla con las manos.

Preparación

1. Mezcla todos los ingredientes en un bol.
2. Aplícate la mascarilla con la piel ligeramente húmeda y déjala actuar durante 15-20 minutos.
3. Retírala en la bañera o en el plato de ducha; primero con agua tibia, para acabar con agua fría.

4. Sin secarte del todo, hidrata con una de las lociones o cremas corporales propuestas, en función de tu tipo de piel.

Arcilla (depurativa y tonificante)

Ingredientes

- 8 cs de arcilla (elige la que más se adapte a tu tipo de piel)
- 3 gotas de AE de árbol del té *(Melaleuca alternifolia)* si tienes granitos o acné en la espalda o de AE de lavanda *(Lavanda angustifolia)*, relajante y regenerante cutáneo.
- Agua filtrada o hidrolato (*véase* capítulo 3) en cantidad suficiente hasta conseguir una mezcla homogénea, pero un poco espesa para poder manipularla con las manos.
- Opcionalmente, puedes añadir 1 cs de algún AV, si tienes la piel seca, para emulsionar y aportar suavidad a la mezcla (*véase* capítulo 3).

Preparación

1. Mezcla todos los ingredientes en un bol.
2. Aplícate la mascarilla con la piel ligeramente húmeda y déjala actuar durante 15-20 minutos.
3. Retírala en la bañera o en el plato de ducha, mediante un masaje circular (actuará como exfoliante).
4. Enjuágate con agua tibia y termina con agua fría.

5. Sin secarte del todo, hidrata con una de las lociones o cremas corporales propuestas en este mismo capítulo, en función de tu tipo de piel.

SOL

Consejos básicos

No podemos abusar del sol y nunca deberíamos quemarnos, pero tomado con prudencia y en exposiciones cortas, el sol estimula el sistema inmunitario, favorece el sueño de calidad, mejora el estado de ánimo y la piel, regula el colesterol y la tensión arterial y promueve la síntesis de vitamina D que, entre otras cosas, junto con una dieta equilibrada y el ejercicio, previene la osteoporosis.

Para evitar quemaduras, a menos que tomemos un baño de sol corto de máximo 15-20 minutos, debemos tener especial cuidado en verano con las horas de máxima radiación (11 a 16 horas), y si tenemos previsto pasar un día de playa, no podemos olvidar la protección física (gorra, ropa, sombrilla, gafas de sol...), la utilización de una crema o loción solar ecológica, con un factor de protección adecuado a nuestro fototipo (reacción de la piel a la radiación solar) y la hidratación adecuada con agua de calidad; no refrescos.

La piel tiene memoria; conviene, pues, exponerse al sol con moderación. Si lo hacemos así, el demostrado factor de protección solar suave de ciertos AV y AE nos permitirá disfrutar de la helioterapia y de sus beneficios y ahorrarnos los químicos tóxicos presentes en los protectores solares de síntesis, catalogados como disruptores endocrinos y muchos de ellos potencialmente cancerígenos. ¿No te parece paradójico que, para protegernos del tan temido cáncer de piel, la mayoría de los protectores solares convencionales empleen sustancias cancerígenas en su formulación?

LOCIONES

Antes de la exposición solar

A continuación te propongo una fórmula para adultos que te aportará una protección solar adecuada para una exposición corta / moderada. Deberás renovar su aplicación a menudo, especialmente después del baño.

Ingredientes

- 60 g de manteca de karité *(Butyrospermum parkii)*
- 20 ml de AV de coco *(Cocus nucifera)*
- 10 ml de AV de zanahoria *(Daucus carota)*
- 10 ml de AV de jojoba *(Simmondsia chinensis)*
- 20 gotas de AE de lavanda *(Lavandula angustifolia)*

Preparación

1. Diluye la manteca de karité y el AV de coco al baño María (en verano, el AV de coco está líquido a temperatura ambiente).

2. Fuera del fuego, cuando la manteca de karité esté tibia, añade el resto de los ingredientes.
3. Remueve y envasa en un frasco. Espera que vuelva a coger cuerpo.

Después de la exposición solar

Como ya se ha comentado anteriormente, tomar el sol con prudencia tiene muchos beneficios para la salud y es vital para la síntesis de vitamina D que, entre otras acciones, tonifica el sistema inmunitario y regula el metabolismo del calcio, favoreciendo la absorción de este importante mineral por parte del organismo.

Después de disfrutar de la montaña, del mar y del sol sin quemarte, el gel de aloe vera *(Aloe barbensis)* resultará muy refrescante e hidratante para la piel. Si prefieres que quede más untuoso, puedes añadir una pequeña cantidad de AV de caléndula *(Calendula officinalis)* y un 1 por 100 de aceite esencial de lavanda *(Lavandula angustifolia)*. Si tu piel está un poco irritada porque te has excedido con el tiempo de exposición solar, prueba la siguiente fórmula:

Ingredientes

- 20 ml de AV de caléndula *(Calendula officinalis)*
- 30 ml de AV de hipérico *(Hypericum perforatum)* o zanahoria *(Daucus carota)*
- 15 gotas de AE de espliego *(Lavandula spica)*
- 10 gotas de AE de manzanilla *(Chamaemelum nobile)*

Preparación

1. Mezcla todos los ingredientes en un frasco opaco y agítalo.
2. Resfresca primero con agua fría y, a continuación, hidrata las zonas a tratar con esta fórmula cada vez que lo necesites, hasta notar mejoría.

Nota: Si utilizas el AV de hipérico, recuerda que puede resultar fotosensibilizante. No te expongas al sol hasta transcurridas 24 horas desde su aplicación.

DESODORANTES

Aceite de coco y bicarbonato

Ingredientes

- 50 ml de AV de coco *(Cocus nucifera)*
- 30 g de bicarbonato sódico natural
- 20 g de kuzu *(Pueraria lobata)* o arcilla blanca para uso interno
- 5 gotas de alguno de los siguientes AE: árbol del té *(Melaleuca alternifolia)*, menta *(Mentha piperita)*, citronela de Java *(Cymbopogon winterianus)* o lavanda *(Lavandula angustifolia)*

Preparación

1. Muele el bicarbonato y el kuzu o la arcilla para que queden bien finos y envásalos en un frasco bajo, opaco y con tapa.
2. Añade el aceite de coco (si es invierno, deberás diluirlo previamente al baño María) y 1 o 2 AE, sin exceder el máximo de gotas aconsejadas.
3. Mezcla bien todos los ingredientes, hasta conseguir una textura homogénea.
4. Aplícate una pequeña cantidad de la mezcla en las axilas después de la ducha.

Aloe vera y aceites esenciales

Ingredientes

- 50 ml de gel de aloe vera *(Aloe barbadensis)*
- 5 de gotas de AE de palmarrosa *(Cymbopogon martini)*

Preparación

1. Envasa y mezcla todos los ingredientes en un frasco opaco con tapa.
2. Aplícate una pequeña cantidad del desodorante en las axilas después de la ducha.

Aloe vera y bicarbonato

Ingredientes

- 2 cs de gel de aloe vera *(Aloe barbadensis)*
- 1 cc de bicarbonato de sodio natural

Preparación

1. Mezcla el aloe con el bicarbonato.
2. Envasa la mezcla en un frasco con tapa y utilízalo después de la ducha como desodorante.

Nota: Si lo prefieres, puedes preparar el desodorante diariamente. Sólo tienes que poner en la palma de la mano una pequeña cantidad de gel de aloe vera y una pizca de bicarbonato, mezclarlos y aplicarte el desodorante.

Arcilla blanca y aceites esenciales

Ingredientes

- 2 cs de arcilla blanca para uso interno
- 1 cp de bicarbonato sódico natural
- 2 gotas de AE de lavanda *(Lavandula angustifolia)*
- 2 gotas de AE de geranio de Egipto *(Pelargonium asperum)*
- 2 gotas de AE de palmarrosa *(Cymbopogon martinii)*

Preparación

1. Mezcla los AE con el bicarbonato y la arcilla.
2. Envasa el desodorante en un frasco con tapa y aplícate una pequeña cantidad después de la ducha.

Jojoba y árbol del té

Ingredientes

- 6 gotas de AV de jojoba *(Simmondsia chinensis)*
- 2 gotas de AE de árbol del té *(Melaleuca alternifolia)*

Preparación

1. Mezcla los ingredientes en la palma de la mano.
2. Aplícate la mezcla en las axilas después de la ducha.

Sólo vinagre de manzana

El vinagre de manzana ecológico sin filtrar es un excelente desodorante natural. Aplícatelo en pequeña cantidad bajo las axilas después de la ducha. No te preocupes; el olor a vinagre se evapora una vez seco.

EXFOLIANTES FACIALES Y CORPORALES

De forma natural, nuestra piel sustituye las células muertas para dar paso a las nuevas. Sin embargo, es importante exfoliar la piel de vez en cuando para favorecer su eliminación, especialmente a partir de los 30 años. En caso de pieles hipersensibles, es mejor evitar la exfoliación o, si se realiza, deberá ser muy suave. Las pieles más grasas, en cambio, agradecen una exfoliación periódica. Es importante que observes la reacción de tu piel a la exfoliación y que elijas los ingredientes adecuados en función de tus necesidades.

A continuación te propongo diferentes exfoliantes para cara y cuerpo. Ten en cuenta que las cantidades variarán en función de la superficie a exfoliar. **Evita utilizar los exfoliantes corporales en la planta de los pies; ¡podrías resbalar!**

Aceite de coco y sal marina (corporal, todo tipo de piel)

Ingredientes

- 5 cs de sal marina fina
- 2 cs de AV de coco *(Cocus nucifera)*
- Opcionalmente puedes añadir 3-4 gotas de AE: limón *(Citrus limon)* si tienes la piel grasa, ciprés *(Cupressus sempervirens)* o niaulí *(Melaleuca quinquenervia Qt cineol)* para estimular la circulación o lavanda *(Lavanda angustifolia)*, regenerador cutáneo y relajante para todo tipo de piel.

Preparación

1. Mezcla todos los ingredientes en un bol. (No hace falta diluir el aceite de coco). Si es necesario, aumenta la cantidad de AV, hasta conseguir la textura deseada.
2. Una vez dentro de la ducha, mójate el cuerpo con agua tibia y exfolia con masajes circulares, insistiendo en las zonas más rugosas.
3. Enjuaga con agua tibia y termina con agua fría.
4. Con la piel húmeda aplícate una loción hidratante.

Nota: Si no tienes aceite de coco, puedes utilizar cualquier otro AV. El de oliva *(Olea europaea)* ¡siempre está a tu alcance!

Almendras dulces y azúcar integral de caña (facial, todo tipo de piel)

Ingredientes

- 1 cs de azúcar integral de caña fino
- 1 cs de AV de almendras dulces *(Prunus amygdalus)*. (Puedes utilizar cualquier otro AV que tengas a mano)
- Opcionalmente, para conseguir una limpieza más profunda, especialmente si tienes la piel grasa o con acné, puedes añadir 2 gotas de AE de limón *(Citrus limon)* o de palmarrosa *(Cymbopogon martini)*

Preparación

1. Mezcla todos los ingredientes en un bol.
2. Con la cara húmeda, exfolia con masajes circulares suaves.
3. Enjuaga con agua tibia y termina con agua fría.
4. Aplícate una loción tónica e hidrata en función de tus necesidades.

Anticelulítico con poso de café (corporal)

Ingredientes

- 1 taza de poso de café ecológico
- ½ taza de sal marina o sal del Himalaya
- 3-4 cs de AV de oliva *(Olea europaea)*
- 3 gotas de AE de canela de Ceilán *(Cinnamomum verum o zeylanicum)*

Preparación

1. En un bol mezcla la sal marina y el poso de café.
2. Agrega el AV y el AE y vuelve a mezclar.
3. En la ducha, con la piel húmeda, aplícate la mezcla con masaje circular en las zonas que desees tratar.
4. Enjuaga con agua tibia y termina con agua fría.
5. Finaliza con uno de los geles o lociones anticelulíticas que encontrarás en este mismo apartado.

Arena de playa (corporal)

En verano, cuando vayas a la playa, aprovecha para hacerte una exfoliación. Al salir del agua, con la piel húmeda, frótate la arena con suavidad por todo el cuerpo. No olvides los talones, a menudo los grandes olvidados.

Arcilla verde y almendras dulces
(facial y corporal, todo tipo de piel)

Ingredientes

- Arcilla verde (o cualquier otra arcilla que tengas a mano)
- AV de almendras dulces *(Prunus amygdalus)*

Preparación

1. Mezcla la arcilla con el AV, hasta conseguir una mezcla espesa.
2. En la ducha, con la piel húmeda, exfolia con suaves masajes circulares, empezando por los talones.
3. Enjuaga con agua tibia y termina con agua fría.
4. En la cara, aplícate el tónico y la loción hidratante más adecuada a tu tipo de piel.
5. Hidrata el cuerpo con una crema o loción de las propuestas en este mismo apartado.

Azúcar integral de caña y aceite de coco (facial y corporal, todo tipo de piel)

Ingredientes

- 100 g de azúcar integral de caña fino
- 2-3 cs de AV de coco *(Cocus nucifera)*

Preparación

1. Mezcla los ingredientes hasta conseguir una textura homogénea. (No será necesario diluir el aceite de coco).
2. En la ducha, con la piel húmeda, exfolia con suaves masajes circulares.
3. Enjuaga con agua tibia y termina con agua fría.
4. En la cara, aplícate el tónico y la loción hidratante más adecuada a tu tipo de piel.
5. Hidrata el cuerpo con una crema o loción de las propuestas en este mismo apartado o con karité, si tienes la piel muy seca.

Bicarbonato sódico (facial y corporal, evítalo si tienes la piel sensible)

Ingredientes

- 3 partes de bicarbonato sódico natural
- 1 parte de agua filtrada o de AV de almendras dulces *(Prunus amygdalus)* o cualquier otro AV que tengas en casa.

Preparación

1. Mezcla todos los ingredientes en un bol, hasta conseguir una mezcla homogénea.
2. En la ducha, exfolia haciendo suaves masajes circulares.
3. Enjuaga con agua tibia y termina con agua fría.
4. En la cara, aplícate el tónico y la loción hidratante más adecuada a tu tipo de piel.
5. Hidrata el cuerpo con una crema o loción de las propuestas en este mismo apartado.

Harina integral de avena y agua de mar
(facial y corporal muy suave, todo tipo de piel)

Ingredientes

- Harina integral de avena (puedes comprarla preparada en las dietéticas o moler el grano integral en casa si tienes un robot de cocina potente)
- Agua de mar

Preparación

1. Mezcla la harina integral de avena con el agua de mar en cantidad suficiente, hasta conseguir una textura espesa.
2. En la ducha, exfolia con suaves masajes circulares.
3. Enjuaga con agua tibia y termina con agua fría.
4. En la cara, aplícate el tónico y la loción hidratante más adecuada a tu tipo de piel.

5. Hidrata el cuerpo con una crema o loción de las propuestas en este mismo apartado.

Macadamia y sal marina (corporal; exfolia en profundidad, no está indicado para pieles sensibles)

Ingredientes

- 5 cs de sal marina gruesa
- AV de macadamia *(Macadamia integrifolia)*

Preparación

1. Mezcla sal marina con el AV hasta conseguir una mezcla espesa y homogénea.
2. En la ducha, con la piel húmeda, exfolia con suaves masajes circulares, empezando por los talones.
3. Enjuaga con agua tibia y termina con agua fría.
4. Hidrata con una crema o loción de las propuestas en este mismo apartado.

Manteca de karité y arcilla (facial y corporal)

Ingredientes

- 2 cs de manteca de karité *(Butyrospermum parkii)*
- 60 g de arcilla verde

- 2 cs de AV de avellana *(Corylus avellana)*. También puedes utilizar cualquier otro AV que tengas a mano
- 2 gotas del relajante AE del lavanda *(Lavandula angustifolia)*

Preparación

1. Diluye la manteca de karité al baño María.
2. Mezcla con el resto de los ingredientes en un bol, hasta conseguir una textura homogénea. Si es necesario, puedes añadir más AV o arcilla, en función de la textura deseada.
3. En la ducha, con la piel húmeda, exfolia con suaves masajes circulares.
4. Enjuaga con agua tibia y termina con agua fría.
5. En la cara, aplícate el tónico y la loción hidratante más adecuada a tu tipo de piel.
6. Hidrata el cuerpo con una crema o loción de las propuestas en este mismo apartado.

Nuez de albaricoque y semillas de amapola (corporal, evita utilizarlo si tienes la piel sensible)

Ingredientes

- 4-5 cs de AV de nuez de albaricoque *(Prunus armenica)*
- 1 cs de semillas de amapola

Preparación

1. Mezcla las semillas de amapola con el AV.
2. En la ducha, con la piel húmeda, exfolia con suaves masajes circulares.
3. Enjuaga con agua tibia y termina con agua fría.
4. Hidrata con karité si tienes la piel seca o con una loción de AV y AE adecuada a tu tipo de piel, que encontrarás en este mismo apartado.

Siempre a punto (facial y corporal)

Ingredientes

- 100 g de sal marina fina o sal del Himalaya
- 100 g de azúcar integral de caña fino
- 100 g de harina de avena (si mueles el grano en casa, déjalo con un poco de textura)
- 10 gotas de AE de lavanda *(Lavandula angustifolia)*

Preparación

1. Envasa todos los ingredientes en un frasco de vidrio opaco con tapa.
2. Remueve para mezclarlos y para que el AE de lavanda aromatice la mezcla.
3. En la ducha, con la piel húmeda, pon una pequeña cantidad de la mezcla en la palma de la mano y exfolia realizando un masaje circular en cara y cuerpo, empezando por los talones.

4. Enjuaga con agua tibia y termina con agua fría.
5. En la cara, aplícate el tónico y la loción hidratante más adecuada a tu tipo de piel.
6. Hidrata el cuerpo con una crema o loción de las propuestas en este mismo apartado.

HOMBRES

Los hombres podéis utilizar cualquiera de las fórmulas propuestas en este apartado. Sin embargo, a continuación encontraréis algunas más específicas para el afeitado y cuidado de la barba.

Amaroli

Tanto en este capítulo como en el anterior, se habla del *amaroli* para uso externo. Te animo a probarlo a la hora de afeitarte. Si superas el rechazo inicial, te sorprenderá lo hidratada que te queda la piel.

Cómo hacerlo

1. Mójate la cara con orina fresca (puedes reservar una pequeña cantidad para después del afeitado).
2. Aplícate tu crema de afeitar natural o una de las propuestas en este apartado y aféitate normalmente.
3. Enjuaga con agua fría y vuélvete a mojar la cara con orina fresca. ¡No te preocupes! cuando se seca, la orina fresca no huele. De todos modos, una vez tu piel la ha-

ya absorbido completamente, puedes acabar el afeitado con un hidrolato, un AV o una de las lociones que te propongo a continuación.

CREMAS DE AFEITAR

Arcilla y aceite vegetal (uso diario)

Ingredientes

- 1-2 cs de arcilla blanca para uso interno
- AV de almendras dulces *(Prunus amygdalus)* (piel normal), jojoba *(Simmondsia chinensis)* (piel mixta o grasa), aguacate *(Persea gratissima)* (piel fina y seca) o caléndula *(Calendula officinalis)* (piel seca y sensible)
- 2-3 gotas de jabón de Castilla ecológico o jabón neutro

Preparación

1. En un bol o en la palma de la mano, mezcla la arcilla y el jabón con el AV (la cantidad necesaria hasta conseguir una textura homogénea)
2. Aplícate la mezcla en la cara como si fuera espuma de afeitar. Aféitate como lo haces normalmente y enjuaga con agua fresca.
3. Puedes tonificar con un hidrolato de hamamelis *(Hamamelis virginiana)*, lavanda *(Lavandula angustifolia)* o tomillo *(Thymus vulgaris)* e hidratar después con una de las lociones que te propongo a continuación o con

cualquiera de las propuestas en este capítulo, que te resulte agradable y se adapte a tu tipo de piel.

Karité y aceite de coco

Ingredientes

- 100 g de manteca de karité *(Butyrospermum parkii)*
- 100 ml de AV de coco *(Cocus nucifera)*
- 2 cs de AV de caléndula *(Calendula officinalis)*
- 2 cs de jabón de Castilla ecológico o cualquier jabón base líquido neutro ecológico
- 10 gotas de AE de lavanda *(Lavandula angustifolia)*, manzanilla *(Chamaemelum nobile)* o pachuli *(Pogostemon cablin)*. Puedes preparar también una mezcla de los tres AE hasta llegar al número de gotas indicado

Preparación

1. Diluye al baño María la manteca de karité y el aceite de coco a fuego bajo. (En verano no será necesario, porque el aceite de coco estará líquido).
2. Cuando la mezcla esté tibia, añade el AV de caléndula. Remueve y deja que coja cuerpo en la nevera unos 30 minutos.
3. Pasado el tiempo, pon la mezcla en el vaso de la batidora y mezcla durante 2-3 minutos (como si montases nata).
4. Agrega el jabón de Castilla y los AE. Bate un minuto más, hasta que la mezcla esté completamente homogénea.

5. Envasa en un frasco de vidrio con tapa en un lugar fresco y utilízala como cualquier crema de afeitar.

Nota: También se puede usar como depilatorio para ambos sexos.

LOCIONES FACIALES

Caléndula y jojoba
(para después del afeitado)

Ingredientes

- 40 ml de AV de caléndula *(Calendula officinalis)*
- 20 ml de AV de jojoba *(Simmondsia chinensis)*

Preparación

1. Envasa los AV en un frasco opaco con cuentagotas.
2. Aplícate una pequeña cantidad en cara y cuello después del afeitado, realizando un masaje suave.

Calmante y regenerante con manzanilla
(para después del afeitado)

Ingredientes

- 30 ml de AV de caléndula *(Calendula officinalis)*
- 20 ml de AV de rosa mosqueta *(Rosa rubiginosa)*

- 5 gotas de AE de lavanda *(Lavandula angustifolia)*
- 3 gotas de AE de manzanilla *(Chamaemelum nobile)*
- 2 gotas de AE de palo de rosa *(Aniba rosaeodora)*

Preparación

1. Envasa la mezcla en un frasco con cuentagotas.
2. Aplícate una pequeña cantidad en la cara y el cuello después del afeitado, realizando un masaje suave.

Para la barba con aceites vegetales y esenciales

Ingredientes

- 10 ml de AV de almendras dulces *(Prunus amygdalus)* o nuez de albaricoque *(Prunus armeniaca)*
- 10 ml de AV de jojoba *(Simmondsia chinensis)*
- 2 gotas de AE de cedro del Atlas *(Cedrus atlantica)* o lavanda *(Lavandula angustifolia)*

Preparación

1. Mezcla los AV y envasa la mezcla en un frasco con cuentagotas.
2. Añade los AE. Agita para mezclar todos los ingredientes.
3. Pon unas cuantas gotas de la fórmula en la palma de la mano y masajea la barba y las mejillas.
4. Cepíllate la barba y disfruta del aroma del AE.

Nota: Prueba esta loción con otros aceites esenciales: sándalo de Australia *(Santalum spicatum)*, verbena *(Litsea citrata)*, palo de rosa *(Aniba rosaeodora)*, pachuli *(Pogostemon cablin)*, bergamota *(Citrus bergamia)* o cualquier otro aceite esencial que te guste. De día, el AE de bergamota lo puedes utilizar para la barba, pero no para la piel; recuerda que si te expones al sol, los cítricos pueden ser fotosensibilizantes.

Vinagre de manzana y hamamelis (para después del afeitado)

Ingredientes

- 1 cp de vinagre de manzana ecológico sin filtrar
- 5 cs de hidrolato de hamamelis *(Hamamelis virginiana)*, si tienes la piel más bien grasa o de lavanda *(Lavandula angustifolia)*, con propiedades regenerantes y cicatrizantes.
- 1 gota de AE de lavanda *(Lavandula angustifolia)* (opcional)

Preparación

1. Envasa los ingredientes en un frasco opaco, mejor con espray. Agita antes de usar.
2. Aplícate la loción después del afeitado. (No te preocupes por el olor del vinagre; desaparece una vez que la loción se ha secado). Si tienes la piel seca, después de la

loción puedes utilizar cualquiera de las fórmulas hidratantes de este capítulo o unas gotas del AV que mejor se adapte a tus necesidades (*véase* capítulo 3).

LABIOS

BÁLSAMOS LABIALES

Son alternativas 100 por 100 naturales y libres de tóxicos para proteger la delicada piel de los labios. Cualquier AV te servirá para hidratarlos, pero si prefieres una textura más similar a los bálsamos convencionales, te propongo cuatro fórmulas de fácil y rápida elaboración. Puedes envasar los bálsamos en un frasco pequeño o comprar *sticks* vacíos para pintalabios a través de Internet o cualquier tienda de envases.

Karité con un toque refrescante

Ingredientes

- 1 cs de manteca de karité *(Butyrospermum parkii)*
- 1 cc de AV de argán *(Argania spinosa)*
- 1-2 gotas de AE de menta *(Mentha piperita)*

Preparación

1. Diluye la manteca de karité al baño María a fuego bajo.
2. Una vez fuera del fuego, cuando esté tibia, incorpora el

AV y el AE. Remueve, envasa y deja que la mezcla coja cuerpo.

3. Aplícate el bálsamo tantas veces como sea necesario.

Manteca de cacao y lavanda

Ingredientes

- 1 cs de manteca de cacao *(Theobroma cacao)*
- 1 cc de AV de caléndula *(Calendula officinalis)* o germen de trigo *(Triticum vulgare)*
- 1 o 2 gotas de AE de lavanda *(Lavandula angustifolia)*, regenerante y cicatrizante, o AE de menta *(Mentha piperita)*, si te gusta darle un toque más refrescante, o rosa *(Rosa damascena)*, regenerante y aromático

Preparación

1. Diluye la manteca de cacao al baño María.
2. Una vez fuera del fuego, cuando esté tibia, añade el AV y el AE.
3. Remueve, envasa y deja que la mezcla coja cuerpo.
4. Aplícate el bálsamo tantas veces como sea necesario.

Sólo karité

Si no tienes tiempo que perder, ¡éste es tu bálsamo labial!

Preparación

1. Llena un pequeño frasco con tapa sólo con karité *(Butyrospermum parkii)*.
2. Úsalo cuando lo necesites. ¡Más sencillo imposible!

Nota: Recuerda que la manteca de karité es un hidratante excelente para todas las zonas secas del cuerpo; cara y pelo incluidos.

EXFOLIANTES LABIALES

Aceite de oliva y azúcar integral de caña

Ingredientes

- 1 cc de azúcar integral de caña fino (para una exfoliación más suave, sustituye el azúcar integral por harina de avena)
- 1 cc de AV de oliva *(Olea europaea)*

Preparación

1. Mezcla los ingredientes en un bol.
2. Aplícate la mezcla realizando un masaje suave.
3. Déjala actuar un par de minutos.
4. Enjuaga con agua fresca, seca e hidrata con uno de los bálsamos propuestos.

Café y aceite de aguacate

Ingredientes

- 1 cc de café molido ecológico
- 1 cc de AV de aguacate *(Persea gratissima)* (puedes utilizar otro AV que tengas a mano)
- Opcionalmente, puedes añadir una pizca de azúcar integral de caña para una mayor exfoliación. (Si utilizas también el azúcar integral, quizá deberás añadir un poco más de AV en función de la textura deseada)

Preparación

1. Mezcla los ingredientes en un bol.
2. Aplícate la mezcla realizando un masaje suave.
3. Déjala actuar un par de minutos.
4. Enjuaga con agua fresca, seca e hidrata con uno de los bálsamos propuestos.

MANOS

CREMAS

Manchas de la edad

Ingredientes

- 70 g de manteca de karité *(Butyrospermum parkii)*
- 15 ml de AV de rosa mosqueta *(Rosa rubiginosa)*

- 15 ml de AV de ricino *(Ricinus communis)*
- 15 gotas de AE de zanahoria *(Daucus carota)*
- 15 gotas de AE de apio *(Apium graveolens)*
- 20 gotas de AE de levístico *(Levisticum officinalis)*. (Te prevengo que no huele muy bien)

Preparación

1. En un frasco de cristal de boca ancha, opaco y con tapa, diluye la manteca de karité al baño María.
2. Fuera del fuego, cuando la mezcla esté tibia, añade los AV y los AE.
3. Remueve para conseguir una textura homogénea y deja reposar hasta que la crema coja cuerpo.
4. Tapa el frasco y utilízala por la noche o durante el día si no vas a exponerte al sol.

Nota: Los AE de apio y levístico pueden ser fotosensibilizantes.

Manos cortadas y deterioradas

Ingredientes

- 70 g de manteca de karité *(Butyrospermum parkii)*
- 10 ml de AV de argán *(Argania spinosa)*
- 10 ml de AV de aguacate *(Persea gratissima)*
- 10 ml de AV de oliva *(Olea europaea)*
- 10 gotas de AE de lavanda *(Lavandula angustifolia)*

- 5 gotas de AE de árbol del té *(Melaleuca alternifolia)*
- 5 gotas de AE de palo de rosa *(Aniba rosaeodora)*

Preparación

1. Coloca la manteca de karité en un frasco de cristal de boca ancha, opaco y con tapa y dilúyela al baño María.
2. Fuera del fuego, una vez la mezcla esté tibia, incorpora los AV y los AE.
3. Remueve para conseguir una textura homogénea y deja reposar hasta que la crema coja cuerpo.
4. Tapa el frasco y utilízala siempre que necesites.

Nota: Esta crema te servirá también para los codos, talones, rodillas o cualquier parte del cuerpo que esté muy seca o agrietada.

Loción para manos

Ingredientes

- 30 ml de AV de jojoba *(Simmondsia chinensis)*
- 20 ml de AV de avellana *(Corylus avellana)* o almendra *(Prunus amygdalus)*
- 4 gotas de AE de lavanda *(Lavandula angustifolia)*

Preparación

1. Envasa todos los ingredientes en un frasco con cuentagotas.
2. Aplícate la sinergia después de cada lavado de manos.

MASAJE

Para masajes corporales, el AV de almendras *(Prunus amygdalus)* y el AV de avellana *(Corylus avellana)* son un todoterreno con una buena relación calidad-precio. En el capítulo 3, sin embargo, encontrarás una lista y explicación de los AV más aconsejados en cosmética; puedes elegir uno o una mezcla de 2 o 3 para elaborar la sinergia que mejor se adapte a tus necesidades. Para un mayor efecto terapéutico, personaliza tus fórmulas con algún AE según lo que pretendas conseguir o tratar.

Además del *Abhyanga*, a continuación te propongo algunos ejemplos de sinergias para un solo uso; sólo tienes que mezclar los ingredientes en un pequeño bol. Puedes aumentar las cantidades en función de la extensión de la zona a tratar, manteniendo la proporción de AV y AE.

ABHYANGA, AUTOMASAJE MATINAL AYURVÉDICO

Uno de los antiguos textos del ayurveda, el *Charaka Samhita* (vol. 1), afirma: «El cuerpo de quiénes utilizan el masaje con aceite de forma regular no se ve tan afectado por lesiones accidentales o el trabajo agotador. El masaje diario dota a la piel de un tacto agradable, mantiene el cuerpo en forma y más fuerte y previene el envejecimiento prematuro».

El efecto del *Abhyanga*, según el ayurveda, se traduce en un profundo sentimiento de estabilidad y calidez. El automasaje ayuda a reestablecer los tres *Doshas* (*Vata*, *Pitta* y *Kapha*; constituciones o *prakriti*), mejora el bienestar y potencia la longevidad.

Los principales beneficios del *Abhyanga*:

- Mejora el tono muscular y de los tejidos.
- Lubrica las articulaciones.
- Nutre el cuerpo y previene los efectos del envejecimiento prematuro.
- Suaviza y alisa la piel y las estrías.
- Previene la aparición prematura de arrugas.
- Aumenta la circulación sanguínea y linfática.
- Favorece la eliminación de toxinas del organismo.
- Estimula los órganos internos.
- Aumenta la resistencia del cuerpo.
- Relaja el sistema nervioso y favorece un sueño de calidad.
- Potencia la salud capilar.

Tipo de AV y frecuencia del *Abhyanga*, según la constitución:

Vata: Los mejores AV para esta constitución son el de sésamo *(Sesamum indicum)* o el de almendras *(Prunus amygdalus).*

Abhyanga 4-5 veces por semana. La persona Vata, gobernada por el éter y el aire, es variable a todos los niveles: sueño, hambre y sed irregulares. Suelen ser habladores. Entienden rápidamente las cosas, pero no tienen demasiada buena memoria. Son activos, creativos, inquietos, nerviosos y ansiosos... En general, les gusta el calor.

Pitta: El AV de coco *(Cocus nucifera)* o el de girasol *(Helianthus annuus)* son los más indicados para esta constitución. *Abhyanga* 3-4 veces por semana. La persona *Pitta*, gobernada por el fuego, es eficiente, precisa y ordenada, tanto a nivel físico como mental, con una inteligencia innata. Son apasionadas. No toleran el calor y, bajo presión, suelen ser irritables.

Kapha: El AV de cártamo *(Carthamus tinctorius)* es uno de los más adecuados para esta constitución. *Abhyanga* 1-2 veces por semana. La persona *Kapha*, gobernada por el agua y la tierra, tiene una marcada tendencia a ganar peso. Duerme plácidamente. Camina lentamente y habla con un tono dulce y suave. De comprensión más lenta que *Vata* y *Pitta*, pero con buena memoria. No le suele gustar ni el frío ni la humedad.

Nota: El AV de jojoba *(Simmondsia chinensis)* es adecuado para los tres tipos de constitución.

Cómo practicar el *Abhyanga*

1. Calienta al baño María 50 ml de AV hasta que esté tibio (la cantidad puede ser superior o inferior en función de tu altura y peso corporal). Elige el que más se adapte

a tu *Dosha* o usa el de jojoba *(Simmondsia chinensis)*, idóneo para todas las constituciones. Opcionalmente, puedes añadir 3 gotas de AE de lavanda *(Lavandula angustifolia)* con propiedades relajantes; de jengibre *(Zingiber officinale)*, para un efecto más tonificante; de incienso *(Boswellia carteri)*, si quieres meditar después del *Abhyanga*, etc.

2. Practica el *Abhyanga* en el baño o en una habitación cálida.

3. Aplícate primero el AV en la coronilla *Adhipati marma*. (Es el punto que controla el séptimo chakra, *Sahasrara*; regula el sistema nervioso, gobierna la mente y conecta con la energía universal) y después en todo el cuero cabelludo. Practica el masaje por toda la cabeza durante un par de minutos. Si después tienes que salir y no tenías previsto lavarte el pelo, no utilices aceite en esta zona; limítate a masajear la cabeza en seco.

4. Continúa con un masaje suave, circular y ascendente por el cuello y la cara, sin olvidar los lóbulos de las orejas.

5. Practica movimientos largos en brazos y piernas y circulares en codos y rodillas. El masaje siempre en dirección al corazón.

6. En el abdomen y en el pecho realiza el masaje en sentido horario y con movimientos circulares amplios.

7. Finaliza masajeando los pies durante un par de minutos; una parte muy importante del cuerpo, con miles de terminaciones nerviosas en las que se refleja todo el organismo.

8. Siéntate o estírate entre 5-15 minutos, para que la piel absorba el AV y penetre en las capas más profundas del

organismo. Es un buen momento para practicar relajación o meditación.

9. Dúchate con agua tibia. Usa jabón sólo en las zonas estratégicas.
10. Sécate suavemente y disfruta de haber alimentado tu cuerpo, mente y espíritu.

Nota: No será necesario volver a hidratar la piel después de la ducha.

AFRODISÍACO

Para ellas

- 20 ml de AV base
- 5 gotas de AE ylang-ylang *(Cananga odorata)*
- 3 gotas de AE de rosa *(Rosa damascena)*
- 2 gotas de AE de jara *(Cistus ladaniferus)*

Para ellos

- 20 ml de AV base
- 5 gotas de AE de sándalo de Australia *(Santalum spicatum)*
- 3 gotas de AE de jengibre *(Zingiber officinale)*
- 1 gota de AE de canela de Ceilán *(Cinnamomum verum o zeylanicum)*
- 1 gota de AE de clavo *(Eugenia caryophyllus)*

Después del deporte

- 20 ml de AV de árnica *(Arnica montana)*
- 5 gotas de AE de katafray *(Cedrelopsis grevei)*
- 5 gotas de AE de gaulteria *(Gaultheria procumbens)*
- 2 gotas de AE de romero *(Rosmarinus officinalis Qt alcanfor)*

Nocturno en pareja

- 20 ml de AV base
- 4 gotas de AE de mandarina *(Citrus reticulata)*
- 4 gotas de AE de lavanda *(Lavandula angustifolia)*
- 2 gotas de AE de palmarrosa *(Cymbopogon martini)*

Relajante nocturno

- 20 ml de AV base
- 5 gotas de AE de lavanda *(Lavandula angustifolia)*
- 3 gotas de AE de mejorana *(Origanum majorana)*
- 2 gotas de AE de naranjo amargo *(Citrus aurantium ssp amara)*

Tonificante

- 20 ml de AV base
- 5 gotas de AE de romero *(Rosmarinus officinalis Qt verbenona)*

- 3 gotas de AE de tomillo marroquí *(Thymus satureioides)*
- 2 gotas de AE de menta *(Mentha piperita)*

PERFUMES Y AGUAS AROMÁTICAS

Elaborar un perfume o agua aromática es todo un arte, pero sin ser perfumista, puedes formular fragancias 100 por 100 naturales y caseras. Te animo a preparar tus propias mezclas; sólo necesitas una pizca de creatividad para elegir aquellos aromas que más se adapten a tu estilo de vida, personalidad y momento vital.

A continuación te propongo algunos ejemplos de sinergias de perfumes y aguas aromáticas. No contienen alcohol y son de sencilla y rápida elaboración. Puedes empezar por un solo AE (que no sea dermocáustico ni fotosensibilizante; consulta el capítulo 3) o bien preparar una sinergia con diferentes notas aromáticas más o menos frescas o persistentes, con un toque más dulce o seco…, en función de tus preferencias.

PERFUMES

Consejos generales

- Para elaborar un **perfume líquido**, mezcla todos los ingredientes en un frasco con cuentagotas o una botella pequeña.
- Si optas por un **perfume sólido**, diluye la manteca de karité *(Butyrospermum parkii)* o manteca de cacao *(Theobroma cacao)* al baño María. Cuando la mezcla esté tibia,

añade los AE, mezcla, envasa en un frasco pequeño con tapa y espera que vuelva a coger cuerpo antes de perfumarte.

- Aplica unas gotas del perfume líquido o una pequeña cantidad del perfume sólido detrás de las orejas o en la parte posterior de las rodillas o en la nuca o muñecas. Si no quieres aplicarte el perfume en la piel, puedes perfumarte las puntas del pelo.
- Cuando la mezcla contenga un cítrico, no te perfumes si vas a exponerte al sol o bien aplícalo sólo en aquellas zonas no expuestas: puntas del pelo, detrás de las orejas…
- Los mejores AV para elaborar perfumes líquidos son el de jojoba *(Simmondsia chinensis)* y almendras *(Prunus amygdalus)*.

Perfumes líquidos con aceites vegetales y aceites esenciales

Antiestrés

Ingredientes

- 10 ml de AV de jojoba *(Simmondsia chinensis)*
- 10 gotas de AE de verbena *(Litsea citrata)*
- 5 gotas de AE de ylang-ylang *(Cananga odorata)*
- 5 gotas de AE de neroli *(Citrus aurantium ssp amara)*

Calma y serenidad para los más pequeños de la casa

Ingredientes

- 20 ml de AV de almendras dulces *(Prunus amygdalus)* o jojoba *(Simmondsia chinensis)*
- 2 gotas de AE de lavanda *(Lavandula angustifolia)*

Floral

Ingredientes

- 10 ml de AV de jojoba *(Simmondsia chinensis)*
- 12 gotas de AE de palo de rosa *(Aniba rosaeodora)*
- 4 gotas de AE de rosa *(Rosa damascena)*
- 4 gotas de AE de geranio de Egipto *(Pelargonium asperum)*

Pachuli

Ingredientes

- 10 ml de AV de de jojoba *(Simmondsia chinensis)*
- 10 gotas de AE de pachuli *(Pogostemon cablin)*
- 6 gotas de AE de bergamota *(Citrus bergamia)*
- 4 gotas de AE de espliego *(Lavandula spica)*

Perfume sólido con manteca de karité y aceites esenciales

Ingredientes

* 1 cs de manteca de karité *(Butyrospermum parkii)* o manteca de cacao *(Theobroma cacao)*
* 1 cc de AV de jojoba *(Simmondsia chinensis)* o almendras dulces *(Prunus amygdalus)*
* 10 gotas de AE de geranio de Egipto *(Pelargonium asperum)*
* 10 gotas de AE de espliego *(Lavandula spica)* o lavanda *(Lavandula angustifolia)*

AGUAS AROMÁTICAS

Las aguas aromáticas sin alcohol, además de perfumarte suavemente, son excelentes como tónico facial, para preparar compresas corporales o faciales, refrescarte cuando hace calor si las envasas en una botella con espray, limpiarte las manos si no tienes jabón…

Consejos generales

* Agrega los AE que más te gusten al agua o hidrolato de tu elección (consulta el capítulo 3).
* Mueve el frasco para mezclar los ingredientes y deja reposar la mezcla mínimo tres días, sacudiendo diariamente el frasco. Deberás agitarlo también antes de cada aplicación para dispersar los AE.

- Si en vez de agua aromática quieres elaborar una colonia sin alcohol, sólo deberás aumentar la cantidad de AE.

Aires de Provenza

Ingredientes

- 100 ml de agua filtrada o hidrolato de lavanda *(Lavandula angustifolia)*
- 30 gotas de AE de lavanda *(Lavandula angustifolia)*

Aroma de rosa

Ingredientes

- 100 ml de agua filtrada o hidrolato de rosas *(Rosa damascena)*
- 30 gotas de AE de rosa *(Rosa damascena)*

Relajante de naranjo amargo

Ingredientes

- 100 ml de agua filtrada o de hidrolato de naranjo amargo *(Citrus aurantium ssp amara)*
- 30 gotas de AE de naranjo amargo *(Citrus aurantium ssp amara)*

UÑAS

Hidratar y nutrir

Argán

Ingredientes

- AV de argán *(Argania spinosa)*

Cómo hacerlo

Aplica diariamente unas gotas de AV de argán mediante un suave masaje en las uñas para tonificarlas e hidratarlas.

Borraja y ricino

Ingredientes

- AV de borraja *(Borago officinalis)*
- AV de ricino *(Ricinus communis)*

Preparación

1. Mezcla los AV a partes iguales.
2. Sumerge los dedos en la mezcla 1 o 2 veces por semana, durante 10-15 minutos.

Germen de trigo y aceite esencial de limón

Ingredientes

- 50 ml de AV de oliva *(Olea europaea)* o AV de argán *(Argania spinosa)*
- 1 cs de AV de germen de trigo *(Triticum vulgare)*
- 1-2 gotas de AE de limón *(Citrus limon)*

Preparación

1. Mezcla todos los ingredientes en un bol pequeño.
2. Sumerge las uñas en la mezcla durante unos 10-15 minutos.
3. Reserva la mezcla en la nevera y repite el tratamiento cada día hasta notar mejoría.

PIES

Si has descuidado los pies a lo largo del invierno, cuando empiece el calor y te pongas las sandalias, probablemente tendrán un aspecto poco saludable y necesitarán una exfoliación e hidratación extra, especialmente los talones.

EXFOLIAR
(CADA QUINCE DÍAS O UNA VEZ AL MES)

1. Mezcla un puñado de sal marina sin refinar con AV de oliva *(Olea europaea)*

2. Aplícate la mezcla en los talones y, si es necesario, en todo el pie, con masajes circulares.
3. Enjuágalos, sécalos e hidrátalos.

HIDRATAR Y NUTRIR

Aceite de aguacate *(Persea gratissima)*

Hidratante y nutritivo. Aplícate unas gotas de este magnífico AV en los pies, especialmente en los talones, 2 o 3 veces a la semana después de la ducha. Masajea los pies hasta que el AV haya penetrado completamente. Para un toque más refrescante o si tienes los pies cansados, puedes añadir una gota de AE de menta *(Mentha piperita)*.

Manteca de karité *(Butyrospermum parkii)*

¡Genial para tratar los talones resecos y agrietados! Si es necesario, puedes utilizarla diariamente después de la ducha hasta notar mejoría.

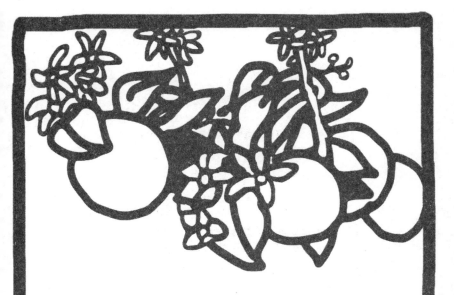

BIBLIOGRAFÍA

BIBLIOGRAFÍA

ABHINAV Singh, Bharathi PUROHIT (abril-junio de 2011). «Tooth brushing, oil pulling and tissue regeneration: A review of holistic approaches to oral Health», *Journal of Ayurveda and Integrative Medicine,*vol. 2, n.º 2, pp. 64-68.

AHMAD, A. *et al.* (2013): «A review on therapeutic potential of *Nigella sativa*: A miracle herb», *Asian Pacific Journal of Tropical Biomedicine,* vol. 3, n.º 5, pp. 337-352.

AKIHISA, T. *et al.* (2010): «Anti-Inflammatory and Chemopreventive Effects of Triterpene Cinnamates and Acetates from Shea Fat», *Journal of Oleo Science,*vol. 59, n.º 6, pp. 273-280.

ALBURQUERQUE, R. G.; ROCHA,M. A.; BAGATIN, E.; TUFIK, S. y ANDERSEN, M. L. (2014): «Could adult female acne be associated with modern life?». *Archives of Dermatological Research,* vol. 306, n.º 8, pp. 683-688.

ANANTHAPADMANABHAN, K. P. *et al.* (2004): «Cleansing without compromise: the impact of cleansers on the skin barrier and the technology of mild cleansing», n.º 17 supl. 1, pp. 16-25.

ASOKAN, S. *et al.* (abril-junio de 2011): «Effect of oil pulling on halitosis and microorganisms causing halitosis: a randomized controlled pilot trial», vol. 29, n.º 2, pp. 90-94.

—: (2008): «Effect of oil pulling on Steptococcus mutans count in plaque and saliva using Dentocult SM Strip mutans test: A randomized, controlled, triple-blind study», *Journal of Indian Society of Pedodontics and Preventive Dentistry,* vol. 26, n.º 1, pp. 12-17.

—: (2009): «Effect of oil pulling on plaque induced gingivitis: A randomized, controlled, triple-blind study», *Indian Journal of Dental Research,* vol. 20, n.º 1, pp. 47-51.

—: (2011):«Mechanism of oil-pulling therapy – in vitro study», *Indian Journal of Dental Research,* vol. 22, n.º 1, pp. 34-37.

BADOUX, D.: El arte de curar con aceites esenciales. Editions Amyris, 2008.

BARR, L.; METAXAS, G.; HARBACH, C. A. J.; SAVOY, L. A. y DARBRE P. D. (2012): «Measurement of paraben concentrations in human breast tissue at serial locations across the breast from axilla to sternum», *Journal of Applied Toxicology,* vol. 32, n.º 3, pp. 219-232.

BINIC, I. *et al.* (2013): «Sking Ageing: Natural Weapons and Strategies», *Evidence-Based Complementary and Alternative Medicine,* 827248.

BLANCO-DÁVILA F. (marzo de 2000): «Beauty and the body: the origins of cosmetics», *Plastic and Reconstructive Surgery,* vol. 105, n.º 3, pp. 1196-1204.

BOLDEN, A. L.; KWIATKOWSKI, C. y COLBORN, T. (mayo de 2015): «New look at BTEX: are ambient levels a problem?», *Environmental Science and Technology,* vol. 49, n.º 9, pp. 5261-5276.

BUTLER, W. *et al.* (2003): «Organochlorine levels in maternal and umbilical cord blood plasma in Arctic Canada», *Science of the Total Environment,* n.º 20, pp. 27-52.

CALAFAT, A. M.; WONG, L. Y.; YE, X.; REIDY, J. A. y NEEDHAM, L. L. (2008): «Concentrations of the sunscreen agent benzophenone-3 in residents of the United States: National Health and Nutrition Examination Survey 2003-2004», *Environ Health Perspect.* vol. 116, n.º 7, pp. 893-897.

CANNELL, R. J. P. 2006): «Algae as a source of biologically active products», *Pesticide Science,* n.º 39, pp. 147-153.

CARRETERO, M. I. (2002): «Clay minerals and their beneficial effects upon human health. A Review», *Applied Clay Science,* n.º 21, pp.155-163.

CASTRILLÓN RIVERA, L. E. *et al.* (2008): «La función inmunológica de la piel», *Dermatología Revista Mexicana,* vol. 52, n.º 5, pp. 211-224.

CAVALLO, P. *et al.* (2008): «The first cosmetic treatise of history. A female point of view», *International Journal of Cosmetic Science,* vol. 30, n.º 2, pp. 79-86.

CAVALLO, P.; NEAU, J. P.; GODENECHE, G.; MATHIS, S. y GUILLET, G. (2014): «Neurodermatology», *Handbook of Clinical Neurology,* 121_1561-94.

CHEN, Y. y LYGA, J. (junio de 2014): «Brain-Skin Connection: Stress, Inflammation and Skin Aging», *Inflammation & Allergy - Drug Targets,* vol. 13, n.º 3, pp. 177-190.

CHÉRET, J. *et al.* (2014): «Influence of sensory neuropeptides on human cutaneous wound healing process». *Japanese Society for Investigative Dermatology,* vol. 74, n.º 3, pp. 193-203.

CHIU, C. H.; HUANG, S. H. y WANG, H. M. (2015): «A Review: Hair Health, Concerns of Shampoo Ingredients and Scalp Nourishing Treatments», *Current Pharmaceutical Biotechnology,* vol. 16, n.º 12, pp. 1045-1052.

CHOI, A. L.; SUN, G.; ZHANG, Y. y GRANDJEAN, P. (2012): «Impact of fluoride on neurological development in children», *Environmental Health Perspectives*, vol. 120, n.º 10.

COLBORN, T. (2004): «Endocrine disruption overview: are males at risk?», *Hypospadias and Genital Development*, vol. 545 de la serie Advances in Experimental Medicine and Biology, pp 189-201.

—: (2004): «Neurodevelopment and endocrine disruption», *Environmental Health Perspectives*, vol. 112, n.º 9, pp. 944-949.

COOKE, B. y ERNST, E (2000): «Aromatherapy: a systematic Review», *British Journal of General Practice*, vol. 50, n.º 455, pp. 494-496.

CORAZZA, M. *et al.* (enero de 2010): «Surfactants, skin cleansing protagonists», *Journal of the European Academy of Dermatology and Venereology*, vol. 24, n.º 1, pp. 1-6.

DAL'BELO, S. E.; GASPAR, L. R. y MAIA CAMPOS, P. M. (2006): «Moisturizing effect of cosmetic formulations containing Aloe vera extract in different concentrations assessed by skin bioengineering techniques», *Skin Research and Technology*, vol. 12, n.º 4, pp. 241-246.

DARBRE, P. D. (septiembre de 2005): «Aluminium, antiperspirants and breast cancer», *Journal of Inorganic Biochemistry*, vol. 99, n.º 9, pp. 1912-1919.

DARBRE, P. D. *et al.* (2004): «Concentrations of parabens in human breast tumours», *Journal of Applied Toxicology*, vol. 24, n.º 1, pp. 5-13.

DE DIVITIIS, E.; CAPPABIANCA, P. y DE DIVITIIS, O. (2004): «The "schola medica salernitana": the forerunner of the modern university medical schools», *Neurosurgery*, vol. 55, n.º 4, pp. 722-744.

DE M, DE AK, SEN, P.; BANERJEE, A. B. (2002): «Antimicrobial properties of star anise (Illicium verum Hook f)», *Phytotherapy Research,* vol. 16, n.º 1, pp. 94-95.

DEBMANDAL, M. y MANDAL S. (2011): «Coconut *(Cocos nucifera L.: Arecaceae):* in health promotion and disease prevention», *Asian Pacific Journal of Tropical Medicine,* vol. 4, n.º 3, pp. 241-247.

DUTY, S. M.; SINGH, N. P.; SILVA, M. J.; BARR, D. B.; BROCK, J. W. y RYAN, L. *et al.* (2013): «The Relationship between Environmental Exposures to Phthalates and DNA Damage in Human Sperm Using the Neutral Comet Assay», *Environmental Health Perspectives,* vol. 111, n.º 9, pp. 1164-1169.

FAIZAL, C. *et al.* (marzo-abril de 2015): «Effect of coconut oil in plaque related gingivitis — A preliminary report», *Nigerian Medical Journal,* vol. 56, n.º 2, pp. 143-147.

GHASSEMI, A. *et al.* (2008): «A four-week clinical study to evaluate and compare the effectiveness of a baking soda dentifrice and an antimicrobial dentifrice in reducing plaque», *Journal of Clinical Dentistry,* vol. 19, n.º 4, pp. 120-126.

GOMEZ, E.: PILLON, A.; FENET, H.; ROSAIN, D.; DUCHESNE, M. J. y NICOLAS, J. C. *et al.* (2005): «Estrogenic activity of cosmetic components in reporter cell lines: parabens, UV screens, and musks», *Journal of Toxicology and Environmental Health,* vol. 68, n.º 4, pp. 239-251.

GULIYEV *et al.* (2004): *Hippophae rhamnoides L.:* chromatographic methods to determine chemical composition, use in traditional medicine and pharmacological effects», *Journal of Chromatography B,* n.º 812, pp. 291-307.

HAMMER, K. A. (2015): «Treatment of acne with tea tree oil (melaleuca) products: A review of efficacy, tolerability and potential modes of action», *Journal of antimicrobial agents,* vol. 45, n.º 2, pp. 106-110.

HAUSER, R. *et al.* (2007): «DNA damage in human sperm is related to urinary levels of phthalate monoester and oxidative metabolites», *Human Reproduction,* vol. 22, n.º 3, pp. 688-695.

HERMAN, A (2014): «Comparison of antimicrobial activity of essential oils, plant extracts and methylparaben in cosmetic emulsions: 2 months Study», *Indian Journal of Microbiology,* vol.54, n.º 3, pp. 361-364.

HERMAN, A.; HERMAN, A. P.; DOMAGALSKA, B. W. y MLYNARCZYK, A. (2013): «Essential oils and herbal extracts as antimicrobial agents in cosmetic emulsion», *Indian Journal of Microbiology,* vol. 53, n.º 2, pp. 232-237.

JUSSILA, A. *et al.* (2016): «Narrow-band ultraviolet B radiation induces the expression of b-endorphin in human skin in vivo», *Journal of Photochemistry and Photobiology B: Biology,* vol. 155, pp. 104-108.

KHIMARA, N. y BIRCH-MACHIN, M. A.: «Oxidative Stress and Ageing: The Influence of Environemental Pollution, Sunlight and Diet on Skin». *Cosmetics,* 2017; 4(1): 4.

KRAUSE, M.; KLIT, A.; BLOMBERG, J. M; SØEBORG, T.; FREDERIKSEN, H.; SCHLUMPF, M.; LICHTENSTEIGER, W.; SKAKKEBAEK, N. E. y DRZEWIECKI, K. T. (2012): «Sunscreens: are they beneficial for health? An overview of endocrine disrupting properties of UV-filters», *International Journal of Andrology,* n.º 35, pp. 424-436.

LAKSHMI, T.; RAJENDRAN, R. y KRISHNAN, V. (2013): «Perspectives of oil pulling therapy in dental practice», *Dental Hypotheses,* vol. 4, n.º 4, pp. 131-134.

LLARGUÉS, J.: *Aceite de coco: salud, cosmética y nutrición.* Ediciones Obelisco, Barcelona, 2016. (Premiado por los Gourmand International Cookbook Awards' 16, como mejor libro en castellano en la categoria Health & Nutrition).

—: Slow fast food: *alimentar el cuerpo y las emociones.* Editorial Comanegra, Barcelona, 2016.

LV, X. N.; LIU, Z. J.; ZHANG, H. J. y TZENG, C. M. (2013): «Aromatherapy and the central nerve system (CNS): therapeutic mechanism and its associated genes», *Current Drug Targets,* vol. 14, n.º 8, pp. 872-879.

MAHANEY, W. C. *et al.* (2000): «Mineral and chemical analysis of soils eaten by humans in Indonesia», *International Journal of Environmental Health Research,* n.º 10, pp. 93-109.

MEIER, L.; STANGE, R.; MICHALSEN, A. y UEHLEKE, B. (2012): «Clay jojoba oil facial mask for lesioned skin and mild acne-results of a prospective, observational pilot Study», *Forsch Komplementmed,* vol. 19, n.º 2, pp. 75-79.

MISERY, L. (abril de 2002): «Les nerfs à fleur de peau». *International Journal of Cosmetic Science,* vol. 24, n.º 2, pp. 111-116.

—: (2007): «Innervation cutanée». Service de Dermatologie, CHU Brest, 29609 Brest cedex, Francia. [26-007-A-05].

—: (1996): [Neuro-immuno-cutaneous system (NICS)], *Pathologie Biologie,* vol. 44, n.º 10, pp. 867-874.

OLUWASEYI, M. (2014): «Effects of Topical and Dietary Use of Shea Butter on Animals», *American Journal of Life Sciences,* vol. 2, n.º 6, pp. 303-307.

PANGESTUTI, R. y Kim S.-K (2011): «Biological activites and Health benefit effects of natural pigments derived from marine algae», *Journal of Functional Foods,* vol. 3, n.º 4, pp. 255-266.

PATEL *et al.* (2012): «Remedial Prospective of *Hippophae rhamnoides* Linn. (Sea Buckthorn)». ISRN Pharmacology Vol 2012, Article ID 436857, 6 pages.

PEDRAZZI, V. *et al.* (2004): «Tongue-cleaning methods: a comparative clinical trial employing a toothbrush and a tongue scraper», *Journal of Periodontology,* vol. 75, n.º 7, pp. 1009-1012.

PRUSINOWSKA, R. *et al.* (2016): «Hydrolates from lavender (Lavandula angustifolia)--their chemical composition as well as aromatic, antimicrobial and antioxidant properties», *Natural Product Research,* vol. 30, n.º 4, pp. 386-393.

PUTT, M. S. *et al.* (2008): «Enhancement of plaque removal efficacy by tooth brushing with baking soda dentifrices: results of five clinical studies», *Journal of Clinical Dentistry,* vol. 19, n.º 4, pp. 111-119.

RIBEIRO, A. S., *et al.* Main Benefits and Applicability of Plants Extracts in Skin Care Products. Cosmetics, 2015, 2(2), 48-65.

RIVAS, A. *et al.* (2004): «Exposición humana a disruptores endocrinos». *Ecosistemas. Revista Científica de Ecología y Medioambiente,* vol. 13, n.º 3.

ROCHESTER, J. R. (2013): «Bisphenol A and human Health: a review of the literatura», *Reproductive Toxicology,* n.º 42C, pp. 132-155.

ROCHESTER, J. R. y BOLDEN, A. L. (julio de 2015): Bisphenol S and F: a systematic review and comparison of the hormonal activity of bispheol A substitutes», *Environmental Health Perspectives,* vol. 123, n.º 7, pp. 643-650.

ROOSTERMAN, D. *et al.* (2006): «Neuronal control of skin function: the skin as a neuroimmunoendocrine organ», *Physiological Reviews,* vol. 86, n.º 4, pp. 1309-1379.

SAVICA V *et al.*. «Urine therapy through the centuries». J Nephrol. 2011. 24, n.º S17, pp. S123-125.

SAYORWAN, W. *et al.* (2012): «The effects of lavender oil inhalation on emotional states, autonomic nervous system, and brain electrical activity», *Journal of the Medical Association of Thailand,* vol. 95, n.º 4, pp. 598-606.

SCAPAGNINI, G. *et al.* (2014): «Cocoa Bioactive Compounds: Significance and Potential for the Maintenance of Skin Health», *Nutrients,* vol. 6, n.º 8, pp. 3202-3213.

SETZER, W. N. (2009): «Essential oils and anxiolytic aromatherapy», *Natural Product Communications,* vol. 4, n.º 9, pp. 1305-1316.

SHELLEY, E. *et al.* (2008): «Broad-spectrum *in vitro* antibacterial activities of clay minerals against antibiotic-susceptible and antibiotic-resistant bacterial pathogens», *Journal of Antimicrobial Chemotherapy,* vol. 61, n.º 2, pp. 353-361.

SKAKKEBAEK, N. E. (2013): «Testicular dysgenesis syndrome», *Hormone Research,* n.º 60, supl. 3, p. 49.

SLOMINSKI, A.; y WORTSMAN, J. (2000): «Neuroendocrinology of the skin», *Endocrine Reviews,* vol. 21, n.º 5, pp. 457-487.

SOMBOONWONG, J. y DUANSAK, N. (2004): «The therapeutic efficacy and properties of topical Aloe vera in thermal burns», *Journal of the Medical Association of Thailand,* vol. 87, supl. 4, pp.69-78.

SWAN, S. H.; MAIN, K. M.; LIU F.; STEWART, S. L.; KRUSE, R. L. y CALAFAT, A. M. *et al.* (2005): «Decrease in anogenital distance among male infants with prenatal phthalate exposure», *Environmental Health Perspectives,* vol. 113, n.º 8, pp. 1056-1061.

TILLETT, J. y AMES, D. (2010): «The uses of aromatherapy in women's Health», *Journal of Perinatal and Neonatal Nursing,* vol. 24, n.º 3, pp. 238-245.

TING, W. *et al.* (diciembre de 2004): «Tanning bed exposure increases the risk of malignant melanoma», *International Journal of dermatology*, vol. 46, n.º 12, pp. 1253-1257.

TISSERAND, R.: EL ARTE DE LA AROMATERAPIA. PAIDÓS, 1977.

TOMLJENOVIC, L. (2011): «Aluminum and Alzheimer's disease: after a century of controversy, is there a plausible link?», *Journal of Alzheime's Disease,* vol. 23, n.º 4, pp. 567-598.

TUNDIS, R. *et al.* (2015): «Potential role of natural compounds against skin aging», *Current Medicinal Chemistry,* vol. 22, n.º 12, pp. 1515-1538.

VALENTI, D. M.; SILVA, J.; TEODORO, W. R.; VELOSA, A. P. y MELLO, S. B. (2012): «Effect of topical clay application on the synthesis of collagen in skin: an experimental Study», *Clinical and Experimental Dermatology,* vol. 37, n.º 2, pp. 164-168.

VANDENBERG, L. N.; COLBORN, T.; HAYES, T. B.; HEINDEL, J. J.; JACOBS, D. R. JR.; LEE, D. H.; SHIODA, T.; SOTA, A. M.; VOM SAAL, F. S.; WELSHONS, W. V. y ZOELLER R. T. (2013): «Regulatory decisions on endocrine disrupting chemicals should be based on the principles of endocrinology», *Reproductive Toxicology,* n.º 38, pp. 1-15.

VANDENBERG, L. N.; COLBORN, T.; HAYES, T. B.; HEINDEL, J. J.; JACOBS, D. R. JR.; LEE, D. H.; SHIODA, T.; SOTO, A. M.; VOM SAAL, F. S.; WELSHONS, W. V.; ZOELLER, R. T. y MYERS, J. P. (2012): «Hormones and endocrine-disrupting chemicals: low-dose effects and non-monotonic dose responses», *Endocrine Reviews,* vol. 33, n.º 3, pp. 378-455.

VEGA, Antonio G., *et al.* (diciembre de 2005): «Revista chilena de nutrición. Aloe Vera , n.º Aloe barbadensis miller) as a component of functional foods». Rev. Chil. Nutr. V.32 n.3 Santiago dic. 2005.

Veldhoen, N.; Skirrow, R. C.; Osachoff, H.; Wigmore, H.; Clapson, D. J. y Gunderson, M. P. *et al.* (2006): «The bactericidal agent triclosan modulates thyroid hormone-associated gene expression and disrupts postembryonic anuran Development». *Aquatic toxicology* (Amsterdam, Netherlands), vol. 80, n.º 3, pp. 217-227.

Verallo-Rowell, V. M.; Dillague, K. M. y Syah-Tjndawan, B. S. (2008): «Novel antibacterial and emollient effects of coconut and virgin olive oils in adult atopic dermatitis», *Dermatitis*, vol. 19, n.º 6, pp. 308-315.

Vinay Thomas, N. y Kim, S.-K. (2013): «Beneficial Effects of Marine Algal Compounds in Cosmeceuticals», *Marine Drugs*, vol. 11, n.º 1, pp. 146-164.

Wolff, M. S.; Engel, S. M.; Berkowitz, G. S.; Ye, X.; Silva, M. J.; Zhu, C.; Wetmur, J. y Calafat, A. M (agosto de 2008): «Prenatal phenol and phthalate exposures and birth outcomes», *Environmental Health Perspectives*, vol. 116, n.º 8, pp. 1092-1097.

Wu, X.; Bennett, D. H. y Ritz, B. (2010): «Usage pattern of personal care products in California households», *Food and Chemical Toxicology*, n.º 48, pp. 3109-3119.

WEBGRAFÍA

Allied Market Research: www.alliedmarketresearch. com.

Breast Cancer Func.: http://www.breastcancerfund.org. *«BPA changes fetal development of the mammary gland, can raise breast cancer risk», ScienceDaily,* 2016. Endocrine Society, https://www.sciencedaily.com.

«BPA exposure during fetal development raises risk of precancerous prostate lesions later in life», *ScienceDaily*, 2014. Endocrine Society, http://www.sciencedaily.com.

COSMETICS INFO: «The science and safety behind your favorite products», http://www.cosmeticsinfo.org.

CRUELTY FREE INTERNATIONAL ORG.: http://www.crueltyfreeinternational.org.

ENVIROMENTAL WORKING GROUP: http//www.ewg.org.

EUR-Lex: Reglamento (CE) n.º 1223/2009, del Parlamento Europeo y del Consejo de 30 de noviembre de 2009 sobre los productos cosméticos, http://eur-lex.europa.eu.

—: Informe de la Comisión al Consejo y al Parlamento Europeo. Informe sobre el desarrollo, la validación y la aceptación legal de métodos alternativos a la experimentación con animales en el sector de los cosméticos (2005)/* COM/2007/0232 final */ http://eur-lex.europa.eu.

EUROPEAN CHEMICALS AGENCY (2014): «Interface between REACH and cosmetics regulation», 2014. http://echa.europa.eu.

EUROPEAN COMMISSION: «The SCCS notes of guidance for the testing of cosmetic substances and their safety evaluation 9 th revision», versión revisada el 25 de abril de 2016. SCCS/1564/15 Scientific Committee on Consumer Safety SCCS. http://ec.europa.eu.

FITOTERAPIA.NET: http://www.fitoterapia.net.

GREENPEACE (2016): «Plásticos en el pescado y marisco», Departamento Científico de Greenpeace. http://www.greenpeace.org.

HORMONE HEALTH NETWORK: http://www.hormone.org.

IPEX – THE PLATFORM FOR EU INTERPARLIAMENTARY EXCHAN-

GE: http://www.ipex.eu.

MICHAUD, M, (2009): *«Filosofía del arte y la estética», Revista Disturbis,* http://www.disturbis.esteticauab.org.

NATIONAL INSTITUTE OF ENVIRONMENTAL HEALTH SCIENCES: http://www.niehs.nih.gov.

ORGANISMO DE CERTIFICACIÓN PARA EL DESARROLLO SOSTENIBLE: http://www.ecocert.com.

PEOPLE FOR THE ETHICAL TREATMENT OF ANIMALS, PETA: http://www.peta.org.

PROYECTO ECOESTÉTICA DE LA ASOCIACIÓN VIDA SANA: www.ecoestetica.org.

THE CHOPRA CENTER: http://www.chopra.com.

THE ENDOCRINE DISRUPTION EXCHANGE: http://endocrinedisruption.org.

US FOOD AND DRUG ADMINISTRATION: http://www.fda.gov.

WOMEN'S ENVIRONMENTAL NETWORK: http://www.wen.org.uk.

ÍNDICE